悬壶杂记

医林旧事

唐伟华◎著

U0188811

中国科学技术出版社

·北 京·

图书在版编目（CIP）数据

悬壶杂记：医林旧事 / 唐伟华著 . —北京：中国科学技术出版社，2024.8
ISBN 978-7-5236-0633-9

Ⅰ . ①悬… Ⅱ . ①唐… Ⅲ . ①医案－汇编－中国 Ⅳ . ① R249.1

中国国家版本馆 CIP 数据核字（2024）第 071706 号

策划编辑	王久红　焦健姿	
责任编辑	王久红	
文字编辑	卢兴苗	
装帧设计	华图文轩	
责任印制	徐　飞	

出　　版	中国科学技术出版社	
发　　行	中国科学技术出版社有限公司	
地　　址	北京市海淀区中关村南大街 16 号	
邮　　编	100081	
发行电话	010-62173865	
传　　真	010-62179148	
网　　址	http://www.cspbooks.com.cn	

开　　本	710mm×1000mm　　1/16	
字　　数	156 千字	
印　　张	11.5	
版　　次	2024 年 8 月第 1 版	
印　　次	2024 年 8 月第 1 次印刷	
印　　刷	北京博海升彩色印刷有限公司	
书　　号	ISBN 978-7-5236-0633-9/R·3218	
定　　价	48.00 元	

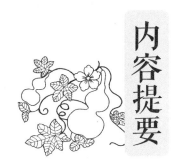

内容提要

　　本书为《悬壶杂记：民间中医屡试屡效方》之姊妹篇。全书共三篇一附录，包括医家旧事、病家趣闻、偏方丛话、祝由见闻。上篇医家旧事，凡三十则，收录近现代医药人物故事，既有国医圣手凭脉辨证，处方用药迥异庸流，屡起大病痼疾之逸闻；又有川渝名宿精于草药性味功用，用药奇巧，于他医不治者着手成春之医事。此篇旨在透过人物剪影，故事片段，一窥前辈高尚医德，精湛医术，及其为中医传承之不懈努力；感知先贤心系病患，诚实守信，以及扶危济困之优良品质。中篇病家趣闻，虽仅十余则，意在探索对待疾病时病家、医家之心态，于医患融洽，多有启迪。下篇偏方丛话，系笔者数十年行医搜集的偏方妙药，其药简价廉，收效甚宏，颇得病家赞许。附录祝由见闻，系笔者多年行医所获之旧闻轶事，仅作闲时阅读，以广见识。通观全书，先贤辨证精准、药简效宏、体恤病患、身体力行，无不令我辈大开思路，受益良多，适合广大中医临床工作者、中医药爱好者阅读参考。

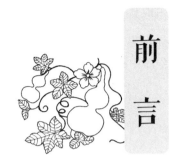

前言

　　余幼年学医，每一曝十寒。先父在中公，为坚吾志，乃谓余曰："夫医之于人，大矣。古人有云：人不知医，犹如幽魂。"又谓："为人父母者，不知医谓不慈；为人子女者，不知医谓不孝。岂可小视医哉？"其后又屡借吾地名医故事，激励吾侪，乃有志于医焉。

　　曩所讲者甚多，尚可记忆者，如周可全中年母病，却束手无策，后得名医诊治，药到病除，方悟"为人子女者，不知医谓不孝"之深意，遂弃武从医，后成吾乡医中名流。陈秀才家贫，屈为他人童师，幸遇良师免费授业，先生恪守承诺，两报师恩，大有君子之风范焉。又如周辑五门庭若市，日不暇给，以致过劳早逝；李才美急人所急，策驴出诊，每多夜宿路旁；"十全会"施药济贫；"广济堂"刊书相赠……此皆医家仁心广布，仁术普施之美德也。或切脉便知生死，闻声已辨吉凶；或医术之精湛，预后之精准，令人拍案叫绝；病可左右而治，药视男女而投。医家个个绝技超群，病家无不交口称誉。或万病一方，或良方独创；活法圆机，运用自如，未尝不叹其才俊也。观其辨证施治、立法用药，无不彰显医家们理论之精深，方药之娴熟。

　　及长，又陆续从师友中，获悉些许名医珍闻逸事。如陈逊斋、承淡安，弘扬国医，国难之际，仍辗转办学；杨景成、杨复生，忠于职守，身陷逆境，犹心系病患。凡此种种，不可枚举。先贤们以仁心仁术，普济苍生，每令吾辈肃然起敬。正是大师们这种孜孜不倦、上下求索的精神，才令中医传承不衰。斗转星移，时光荏苒，当年巨匠，日渐远矣！畴昔医家，旧闻轶事，日趋湮没，而今已鲜为人知矣。其高尚医德，精湛医术，及金针度人之精神，今天道来，仍感人至深。余不忍其悄然消逝，因据早年见闻，并参阅有关文献，得其梗概而记之。

　　虽仅人物剪影，故事片段，亦能展现昔日诸贤之德艺双馨。拙著若能激发后学对中医的兴趣，进而以先贤为楷模，不断学习、刻苦钻研，余甚喜焉！

　　因系个人见闻，如有谬误，阅者正之。

廖师华 于四川岳池

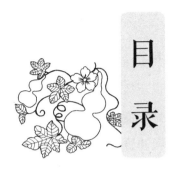

目 录

上篇 医家旧事

中篇 病家趣闻

下篇 偏方丛话

附录 祝由见闻

上篇　医家旧事

周可全弃武学岐黄

　　周可全者，合州码头人也。为清末合州、岳池名医。年弱冠，中武举，世人咸钦羡之。周家族人，自湖广填四川后，便聚居岳池、武胜、合川三县界地，为当地望族，书香继世，忠厚传家，文人雅士，代不乏人。可全降生时，已是晚清，纲纪渐弛，国祚日衰，外患内忧，社会动荡。白莲教徒，聚众造反，声势浩大，波及川东。周氏族长，为保族人及一方平安，鼓励族人崇文尚武，并建练武场地，延请武林高手作为教习，传授武术。每日跑马射箭，使刀弄枪，热闹非凡。可全童龆入馆，早随先生学文，晚跟师傅习武。因其生性聪颖，刻苦自励，不但诗文出众，武艺亦超群儿。颇得文师武傅，格外垂青。年未及冠，重庆府试，名列武榜秀才。翌年成都乡试，连捷武举。

　　清廷旧制，凡中举者，无论文武，均可候补为地方官吏。可全虽已中举，无奈周母年迈多病，可全本是孝子，况孔子有云："父母在，不远游。"故守业在家，奉母孝亲。

　　一年冬日，周母忽有采薪之忧。症见头痛咳嗽，咽喉灼痛，声渐嘶哑，吞咽哽阻，口渴引饮，胸中烦热，而下肢冷若卧冰。延医数辈，药石靡效，病情日重。可全焦急万分，日夜守护床前，却束手无策。一日晨起，洗漱之后，

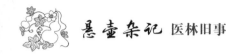

走进内室，向母请安。目睹慈亲病情危急，悲不自胜，又恐被母瞧见，遂退出房门，暗自垂泪。忽一佣人迎来，谓可全曰："禀老爷，太夫人病情连日不减，老爷何不再次延请姜一回先生诊治。"可全闻言，收住眼泪，方才忆起，两次延请"姜一回"先生，均未在家。

姜一回，名大燨，表字锡山，举人姜应辉之胞弟。世居合（州）岳（池）界临之啸马寺山丘南麓，其地名姜家河坎，距周家仅数里之遥。姜氏耕读传家，诗书继世，大燨弱冠时，乃兄应辉，奉诏出仕浙江。彼时大燨虽中秀才，应辉仍放心不下，恐其在家懈怠，荒疏学业，乃带弟随行，以督其学。

姜令到任不久，突天降瘟疫，百姓逢无妄之灾，黎民遭飞来横祸。县内哀声四起，荒坡新坟日增。姜令虽出榜招医，并设点煎汤施药，仍无济于事，终日心中焦虑，茶饭不思。叹曰："吾为一县父母，目睹灾殃肆虐，百姓惨死，却回天无术，救人无方。"忽有衙役前来禀告："大老爷，休为瘟疫发愁，小人闻得，邻县有一告老太医，医术十分精湛，与人治病，药到辄愈，时人赞为当今卢扁。然轻易不肯出诊，大人若能屈尊往顾，太医定能驾临吾县，百姓生机，便有望矣。"姜令闻言，愁云顿开，谓衙役曰："苟能救苦弭灾，吾前往求之，有何不可。"即嘱下人，备上厚礼，亲往恭请。

姜令见了太医，打拱施礼，送上礼品。太医迎入家中，寒暄落座，下人端上茶来。姜令急切请医，哪有心思品茗，便起身谓太医曰："敝县天行疠气，百姓相继染疾，死者相与枕藉。恳祈国手垂怜，移玉敝县，拯救黎民。"太医曰："姜大人派人相招便可，何须枉驾莅临。贵县既逢疠毒流行，身为医者，义不容辞，理应救治。"遂随往之。

太医到县，亲临病家，诊脉问症，了解疫情，随后拟出方药。姜令派人照方大剂调配，广设锅灶，煎药普施。幸病患服后，即显神效，数日间，疫疠便遏。应辉见疫情速灭，转忧为喜，大赞太医技艺精湛，医术高超，乃留县衙，日日酒宴，以谢大恩。

一日，姜令谓大燨曰："此番疫疠，全仗太医力挽狂澜。昔范文正公有云：'不为良相，便为良医。'以良相安邦济世，良医悬壶济世。虽殊途而同归，皆利国利民。今幸遇良医，实千载难逢之机缘，吾弟苟能从而学之，日后以医济世，岂无良相之功耶？"数日来，大燨目睹太医治疗瘟疫，药到病除。其高超医术，已令大燨景仰之至，乃欣然应曰："谨遵兄命。"

姜令遂将己意，言于太医。太医来县，时虽短暂，然见大燨每日相伴，举止言谈，待人接物，一派温文尔雅之象，已知其人品学识绝非等闲之辈，便悦然允之。姜令大喜，遂择吉日，就在县衙，行了拜师之礼。大燨幸得良师，太医喜收高徒，真乃千里之缘分因疫而牵，亦人间奇迹也。大燨饱读经史，聪慧过人，今得良师，遂事之如父。太医收下大燨，亦喜不自胜，尽传其秘。大燨从学六年，姜令奉调广东四会。太医亦谓大燨曰："汝从余六年，吾术已尽授于汝，今令兄奉调广东，汝可小试所学，明日可独立应诊。"大燨谨遵师命，每日坐堂应诊，颇能得心应手，药到病除。如此又历一年，师曰："可矣。"姜令闻乃弟将欲出师，专去浙江，为大燨主持出师谢恩典礼。然后拜别恩师，辞别兄长，独自回家。不想姜氏兄弟，在此一别，便成阴阳相隔。原来姜县令次年，便逝于四会任上。之后我地乡人附会，"姜县令，大名应辉，赴任四会，便是犯讳。盖辉会谐音，四弑谐音，四会者弑辉也，故而难逃厄运"云云。虽是闲言，人颇信之，并在我地广为流传。

大燨既得太医垂教，又经数年钻研，医术日趋精湛，回乡之后，为周邻诊病，无不奇效，名声遂起，四方延聘者，常屡满户外。先生治病，每仅一诊，辄尽剂而瘳。若系危重病人，并疏两方，依次服完，霍然病已。偶有药过两剂，病仍未减者，再延先生，先生辄辞拒往，且断为不治，顺告患者死期。由是，时人送一雅号——姜一回。（据大燨再传弟子陈云门在其《增订条注伤寒心法·自叙》中称："周先生受术于同里姜氏大燨。大燨别号'一回'，以其一诊愈病，故邑人称之云。初，姜之族有令浙江者，大燨氏从而游，因得受

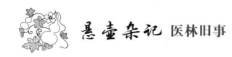

术于浙故太医院七年焉。”)

周可全经佣人提示，即刻叫来下人，备上礼品，亲往延请。孰知姜先生医术精湛，名播遐迩，诊务繁忙，平日门庭若市，远者轿迎舟送，尚需预约时日。因而可全派人延请，往返两次，均未见着先生。而周母病情，日见重笃，可全救母心切，遂雇轿一乘，亲往恭请。时姜先生出诊未归，可全与轿夫在其门外，顶风冒寒，恭候先生。姜家虽多次请其入室避寒，可全答曰：“古人求师，有立雪之诚，吾今求医，岂无立门之忱！”时至傍晚，方见先生轿归。可全迎上，打躬施礼。姜即下轿，见是举人登门，忙还礼不迭。举人送上礼品，谓姜先生曰：“久仰先生大名，只是无缘拜会。今家慈患病，医治罔效，欲烦先生，移趾寒舍，救吾慈亲。鄙人知先生车马劳顿，至晚方归，本不该劳烦先生，然家母病重，实属无奈。”言罢又施一礼。大燿先生见可全苦苦哀求，情真意切，孝心感人。姜家人等，言其冒寒立门，等候多时，先生闻言，亦动恻隐之心，复上暖轿，驰往周家。

经先生诊断，周母所患，系喉痹之症。几经误治，病情危重。连日水谷不进，咽肿欲闭，呼吸困难，疼痛不休，声嘶息微，精神萎靡，四肢厥逆。先生诊后，见其病重，开出两张处方，嘱其连夜配方，依次服用。

一剂下咽，咽痛渐缓，呼吸始畅，神振肢温，次晨可进汤羹矣。两方尽剂，病痛若失。可全叹曰：“为人子者，当以孝道为先，目睹慈母病魔缠身，身为人子，却束手无策，不能疗亲解痛，虽然博得武举，有何用哉？况古人有云：为人子女者，不知医，则为不孝。吾岂孝乎！”遂有弃武习医之念，且欲师侍大燿先生。乃将此念，禀告父母。父母闻之，大加称赞。遂备厚礼，并请族中长老陪同，同诣姜家。来至厅堂，大礼参拜，直抒胸臆。大燿先生曰：“子，举人也，吾一介医士，何德何能，岂敢师之？”言罢欲扶起可全，可全长跪不起，再三恳祈，周家族老，亦从旁恳请。大燿见其诚挚之心，溢于言表，便欣然允收门下。可全大喜，再拜而起。遂择吉日，迎师到家，请来乡绅贤达，亲朋好友，举行了隆重的拜师仪式。时可全年逾而立，又有举人身份，仍持弟子礼以拜之。

周可全为尽孝道，弃武从医，在吾地传为佳话。可全曾孙方慎先生与先父在中公相交甚密，余因得闻此事。

大燧先生便以《内》《难》《伤寒》《金匮》及历代名家医籍相授。可全亦觉学医稍晚，便废寝忘食，焚膏继晷，倍加努力。大燧先生见可全生性聪颖，事师又恭，心甚悦之，便悉心教诲，倾囊相授。可全亦心领神悟，一隅三反。从学数年，尽得其传。乃拜别恩师，悬壶问世。数年间，累起沉疴，医名渐著，光绪年间，足迹遍及合州、岳池、武胜、广安城乡，官宦缙绅、豪商巨贾舆轿相迎，争相聘之，以为护身符焉。

陈云门一诺两报恩

岳池县资马乡，有一石墙寨子，名曰羊山寺，其地与武胜义和场、合州（后改为合川）肖家场界邻。系清末周姓人家，为防白莲教而建，今属岳池裕民镇管辖。寨中住户多为周姓人家，故又称周家寨。时寨中绅士，诸凡生疮患病，咸迎周可全诊治。一则可全医术精湛，再则又是族中之人，诊病必多用心。因是，寨中住户多倚仗之，而成寨中常客。清光绪十四年（1888 年）冬，寨主周之德患病，轿迎可全上寨视疾，因其病重，东家留宿可全，以观进止。

东家设有童馆，为周家子弟私塾，聘请秀才陈云门，作为塾师。是日可全留宿东家，东主嘱家人请云门作陪。云门随往前厅，二人素未谋面，却一见如故，相谈甚欢。叙谈中，可全见云门谈吐文雅，举止大方，衣着朴实，礼数周全，乃一谦谦君子，虽为饱学儒士，仍勤勉好学。因谓陈曰："如先生之才，何不祖述岐黄，一展其能。上可疗君亲之疾，下可救贫贱之厄，中可全身保己，又得全家温饱，何乐不为？况范文正公有云：'不为良相，便为良医。'

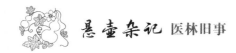

尔又何安贫若此？"

云门对曰："周翁休得见笑，此虽余之宏愿，然学生家中，除去书卷，别无长物，愧无进师之资，焉敢有此奢望？"

陈秀才名云门，字绍勋，生于清同治十年（1871年），殁于民国三十四年（1945年），世居岳池县资马乡，羊山寺寨下。陈家祖上，耕读传家，诗书继世，至云门时，家道中落。可喜云门少年得志，年未弱冠，便中秀才。然两经乡试，怎奈时乖运蹇，终与举人无缘。云门自幼苦读诗书，未事耕耘，不谙商贾，以致家境萧然，囊空虚乏，只得屈就童师，聊以糊口。东家为使秀才尽心教学，并将秀才一家，移居寨上，使其衣食无忧。

可全乃曰："吾垂垂老矣！尚无传人，我观先生学富五车，人品醇厚，若从余游，可成良医。余不图进师束脩（拜师钱），但求日后，如余之授艺于汝，还艺于吾孙，俾我周家医道，薪火有继，不知先生意下如何？"

原来周先生，独子早逝，年逾花甲，孙儿巍然，尚在童龀，恐薪传难续，遂有收徒传艺，转授孙儿之念。

云门闻言，喟然曰："公虽不图进师之资，然晚生若离童馆，专注医学，便断东家修金，一家温饱奈何？"先生又曰："此易事耳。子仍课童养家，早晚课余，诵读医籍可也。吾数日一往寨中，专为尔讲授医典，答疑解难。"云门这才欣然允诺。

次日，东家得知此事，亦甚欢喜，乃择一黄道吉日，备下丰盛酒宴，请来乡绅贤达，医界名流，就在羊山寺，东家大厅，行了拜师之礼。

可全收得如意弟子，甚是高兴，遂将平生学识，悉心教诲，上至《黄帝内经》《难经》《伤寒论》《金匮要略》，下至唐宋金元各家学说，无不讲解透彻。谚云："秀才学医，笼内捉鸡。"况陈秀才禀性聪敏，又得名师垂教，自然一隅三反。不数年，学业有成。陈先生医宗仲景，精于《伤寒论》《金匮要略》，治病多用经方。因而先生"凭脉辨证，处方用药，迥异庸流……初之临证，即起周姓妪垂危风温；又生但氏已僵之痰厥"。[1] 此后，屡起大病痼疾，于是医名渐著，名播巴蜀。

清光绪末年（1908年），巴中知县某君内子，身患顽证，经年不愈。闻得先生大名，派人专往岳池，延请先生赴诊。知县内子经先生诊治，时经匝月，沉疴渐起。知县颇系民生，其妻顽疾得愈，心多感慨：巴中地处大山深处，百姓贫穷，医药稀缺，良医难觅，若遇顽疾，何以救死扶危？乃恳请先生暂留巴中，创办医校，为巴中培养中医人才。先生因知县内眷，久病不愈，亦多感慨，允诺留下，遂在巴中创办"医学讲习所"。为巴中及周邻县邑，培养了数十名中医人才。巴中名医刘贤安，通江名医马大伦，皆出自先生门下。此后，为使更多有志青年，成为中医人才，先生在四川岳池、广安、武胜、射洪、内江及重庆等江北地区，行医而兼办学。清帝逊位后，先生移居成都。民国二年（1913年）与韦见凡等同仁，创办"成都国医传习所"。数十年间，先生为四川培养中医人才，已逾千人。配合教学，著有《内经讲义》三卷、《内经撮要》三卷、《本草经读》一卷、《脏腑要略》一卷、《经脉要略》一卷、《经络概要》一卷、《四言脉诀》一卷、《脏腑生死顺逆》一卷、《增订条注伤寒心法》八卷、《伤寒讲义》六卷、《金匮讲义》四卷、《杂病讲义》六卷、《伤寒类方》二卷、《时方精义》二卷、《六经定法》一卷、《六门捷诀》一卷等。民国十四年（1925年）先生受邀内江办学时，将上述著作石印发行，计16种42卷。然印数较少，流传不广。晚年落叶归根，回到岳池羊山寺，将历年治验，整理成《羊山医案》。

据先生再传弟子武胜义和雷思敏医师（余表兄，其父卓然先生，系余堂舅，为陈云门入室弟子）云：20世纪60年代初，成都中医学院（现成都中医药大学）曾派人专访先生后代、门人，求其生前著述。而陈先生轶事，亦多出自雷氏父子之口。

---

[1] 摘自：陈云门《增订条注伤寒心法·周录元序》，重庆江北明显石印社，民国二十一年。

自恩师仙逝后，陈先生牢记先师重托，俟巍然长成，即接至学校传授医术，还技艺于恩师之后。巍然入学，非但免其学杂费用，且供食宿零花。数年后巍然学成归家，颇有医声，惜英年早逝。周家医术未能薪传，民国二十五年（1936年），陈先生年已近七旬，又派人将巍然长子方慎接至成都，彼时方慎正求学于合川中学，遂与来人同赴成都。云门先生又耗数年心血，精心栽培，务使成才。新中国成立后，方慎先生曾任合川县（现合川区）钟鼓楼医院院长，为合川县一代名医。因出生原因，晚年为避政治风浪，辞去院长之职，隐于合川县码头公社卫生院，医名亦著于世。

陈先生桃李众多，多为省内医界中坚。成都中医学院首任方剂教授陆闻鸿先生，乃其关门弟子。先生子孙，皆能绍其医业。

云门先生忠厚朴直，知恩图报的品质，在医林中传为佳话。

陈云门先生主要著作简介

《增订条注伤寒心法》，凡八卷。卷首有周录元序及作者自叙，卷一卷二，论六经脉症，风寒两感营卫同病证，阳明慎汗、慎清、慎下脉证、三阳合病脉证、厥阴寒热错杂脉证、三阳三阴两感脉证等；卷三至卷八，论述发热、烦躁懊憹、痉病、阴阳毒、狐惑、百合病等病证。全书以证分类，将《伤寒论》原文重新编排，逐条注释，每证之前，仿许叔微《伤寒百证歌》及《医宗金鉴·伤寒心法要诀》，编写歌诀一首，再列《伤寒论》条文，条文前冠"论曰"，以示区别。注释先述条文大意，然后详加阐述，偶尔引西医之说，以证脏腑经络之形质。民国二十一年（1932年），先生在江北鱼镇开办医学传习所，石印作为教材；后在邻水办学，再次石印。

《金匮讲义》凡四卷，刊于民国二十五年（1936年），由成都彬明印刷社石印。本书取吴考槃之《金匮要略五十家注》；去其芜蔓，取其菁华；随讲随录而成。

其间深文奥义，无可通者，则疑而阙之；刊刻之误者，则拟而正之；后人续入者，则汰而删之。全书自《脏腑经络先后病》至《妇人杂病》凡二十二篇。目录所载篇目下，均列该篇方剂。每篇经文后有总释，再引各家之言，并提出经文要领，加以阐释。

《内经撮要》凡三卷，成书于清光绪二十三年（1897年），系陈氏为门人所撰写的《黄帝内经》教材。上卷论述体表各部名称，经络循行及其主病；中、下两卷论藏象学说及治法。全书以阐述《黄帝内经》理论为主导，参以西医之说，对脏腑部位、经络起止、气化原理、病机症状、治则治法等，条分缕析，并附有歌括，便于记诵。此书民国三十五年（1946年），经旭升印刷社石印，成都祥记彬明印刷社铅印。

《六经定法》一卷，为陈氏晚年之作，系用歌诀形式，以气化学说理论，韵释《伤寒论》条文。全书分六经名义歌、六经标本中气歌、六经标本主治歌、六经标本分治歌、六经水火分治歌、六经开阖枢机歌、六经提纲歌、六经病情歌、太阳经脉证歌、少阳经脉证歌、阳明经脉证歌、太阴经脉证歌、少阴经脉证歌、厥阴经脉证歌十四个章节。歌诀简明扼要，要点突出，朗朗上口，便于记忆。

《六门捷诀》一卷，亦为陈氏晚年所作，全书分概说、太阳诸病、阳明诸病、少阳诸病、太阴诸病、少阴诸病、厥阴诸病七个部分。自太阳诸病至厥阴诸病，均按风寒暑湿燥火，分为六类疾病，每类疾病又分气、经、腑三个证型，并列出脉症方药。条分缕析，提纲挈领，可为初学范本以及临床参考。

何松龄凭脉断生死

松龄何先生，与吾家有戚谊之好（其孙女为余伯母），昔日两家，仅一溪之隔，故过往甚密。余习医之初，家父在中公，每谈及松龄先生医事，即心仪其术。

先生为岳池县资马乡富贵里（今属岳池罗渡镇三官店村）人，世居啸马寺山丘东麓何家院子。咸丰年间得中秀才，嗣后，两赴秋闱不就，乃弃儒从医，师事姜大燿锡山先生，为大燿先生晚年弟子。姜先生晚年学识更富，经验更丰，授徒传道，切于实用。松龄先生年轻时，专治儒学，四书五经，诸子百家，已了然心中。从学名师，更走治医捷径，因受大燿先生器重，倾其所秘而传之。聆教三年，学业遂成，拜别恩师，独立应诊，颇能应手而愈。

松龄先生，一生勤奋好学，孜孜不倦之钻研精神至老不衰。治病效验良多，尤精脉学之理。凡有求诊者，一经切脉，便知病之所在，勿须病人陈述病情。尤其切脉断寿，三年之内，便可预卜生死，更是一绝。因有“何药王”之美誉、“不得行，找何松龄”的民谣流传于世。清季晚期，岳（池）、武（胜）、广（安）、合（川）一带，民众对其医术之信赖与称道，于此可见一斑。

每月逢三、六、九之日，松龄先生在啸马场（新中国成立后划属合川县肖家镇。新中国成立前，这一场镇，一条长街，东为岳池啸马乡所辖，西为合川肖家乡所辖，街中有一石拱门，是为两县之界）药店坐堂应诊。某年清明佳节，恰是肖家、啸马逢场之日，场西之文家垭口，文姓最多，文氏祠堂，设在肖家场街上。每年清明，族人在此聚会，举行祭祖仪式，中午共进酒宴。午宴席散，有叔侄二人，均逾五旬，顺街游玩，须臾来至东头之啸马地段，见松龄先生尚在药店，且病人已稀。叔谓侄曰：“久闻何先生善切寿脉，今得其便，何不一试其术。”侄闻叔言，颔首称是，二人遂进药店，请求先生，切脉断寿。先生依次诊过二人之脉，复问年岁，便谓叔曰：“君病在肺，若不即治，恐难食得粽子。”转谓其侄曰：“汝病在肝，亦非寻常，若仍大意，难过中秋。”彼时二人，面无病色，体无不适，眠食俱佳，怎信先生脉断？付过脉礼，一笑而去。

四月农忙，经收麦插秧，连日劳累，文氏之叔，倏然一病不起，初则头晕咳嗽，心烦口渴，继则痰中夹血，遣轿迎请松龄先生。先生曰："晚矣，病入膏肓，不可救也。"辞而未往。更求他医，药石无功。延至五月初四，呕血如注，当即身亡，果应其言。侄见叔应期而逝，始信先生断言，然恐惧亦生。逢场即去啸马，求先生诊治。先生切脉后曰："汝不听某之忠告，养病贻患，致使二竖为虐，病过治疗佳期，某无回天之力矣。"文某再三恳请，未出一方。文某回家后，心忧其病，病情愈重，时不逾月，肢体消瘦，腹胀如鼓，青筋暴露，动辄喘喝，延至八月十四日夜晚而逝。亦应松龄先生诊断之期。

大界溪有夏姓女，年未二旬，待字在家，忽患头晕乏力，倦怠嗜睡，频频呕吐，水谷不进，形容消瘦。更医数辈，病情有增无减。其戚有住赛龙者，往荐松龄先生，夏家遂赁轿迎之。夏母导入内室，见夏女面黄肌瘦，卧床不起，时而泛恶。先生诊毕，转身见夏父在侧，拱手对夏父曰："恭喜，恭喜。"主人闻言心中大惊，忙请先生客厅上坐。转身谓夫人："看茶。"旋又奉上白银一锭，曰："务请先生笑纳。"并凑近先生耳边哀请："恳乞先生，保全小女名节。"

先是，邻村有一青年，女甚爱之，父母弗允，二人遂有熟饭之举，以迫父母允婚。何先生指下明白，心照不宣，乃疏扶正堕胎之剂，药到胎陨。月余后，夏父专赴何家，送一白铜水烟壶，以表谢忱。

先生既有"何药王"之美誉，远近从游者，趋之若鹜。先生志存济世，诊脉不计脉礼，收徒不图束金，学不限时，学成为期。先生房舍宽阔，要求门人住宿其家，以便学生相互帮助，遇有疑问，大家研讨，共同进步。弟子只需自备席被灯油。每月纳米一斗，以作伙食之用。然门生学识，至少是发过水号之童生，或硬入之秀才。"发水号"即有资格参加府试之童生。科举时代，读书人求取功名，须经县里初试合格，张榜公布者，谓之"发水号"。名登"水号"者，方有资格参加府试，府试得中，取得秀才资格。"硬入秀才"乃凭真才实学，考试获取功名，而非花钱捐得者。是以先生家中，弟子常年甚多，且均为儒学之士。

时有大佛寨中，蔡姓俊秀，家中殷实，年未弱冠，便名登"水号"。然体弱多病，以致形销骨立，精神萎靡，学难为继。欲得先生细心诊治，俾枯木逢春，特备厚礼，乞收门下，并求先生为其诊病。先生切其脉，叹曰："何迟至今日来诊，病伏膏肓，实难为也。不过大限尚有年余，不宜再劳心思，回家静养，或可引年。"蔡某闻言，潸然泪下。为尽人事，慰其心思，先生虽疏方与服，但仍无回天之力，后年余，蔡某果然离世。

　　先生居所，背靠啸马山丘，一条肖家至赛龙石板大道，由西而东，途经啸马山丘，而过先生宅侧。山丘半腰，有一小庙，名曰"三官殿"，庙周大树蔽日，夏季十分荫凉，行人至此，辄驻足歇息。庙旁小店，售有凉茶冷酒、糖果小吃，因而每日在此休闲人员甚多。一日天热，何先生出诊归来，轿过于此。有王某者，与先生同里同庚，数十年相交甚契，亦在此乘凉休闲，见先生轿过于此，即叫歇脚。先生出轿，寒暄后石墩对坐。王某乃曰："世传庚兄切脉断病，如有神附，必能摸出小弟阳寿尚有几何，今日幸会，但求一试，以验虚实。"说罢伸出手来，让先生诊脉。先生也不推辞，闭目凝神，切脉有间，乃曰："若论贤弟脉势，尚可逍遥两年有余，此后便有病魔缠身，彼时虽卢扁在世，仲景复生，亦难痊命。苟能及早图之，寿限又岂止三年哉！"王某闻言大笑不止，只当闲语，置之脑后。时光荏苒，寒暑两易。王某渐见身软膝弱，昏昏嗜睡。乃记起庚兄所言，遣轿迎接庚兄来诊。先生拜托轿夫，带去果馈两封，并嘱：另请高明。王某仍惑先生之言，四处求医，医治半年，了无效应，仍如先生所断。

　　切脉便知生死，古已有之，如《素问·脉要精微论》便有："切脉动静而视精明，察五色，观五脏有余不足，六腑强弱，形之盛衰，以此参伍，决死生之分。"王叔和《脉经》亦有涉及诊脉断生死之章节。如《脉经·诊四时相反脉证》云："春三月木旺，肝脉治，当先至，心脉次之，肺脉次之，肾脉次之。此为四时旺相顺脉也。到六月土旺，脾脉当先，至而反不至，反而肾脉，此为肾反脾也，七十日死。何为肾反脾？夏，火旺，心脉当先至，肺脉次之，而反得肾脉，是谓肾反脾。期五月、六月，忌丙丁。"又《脉经·诊脉动止投数疏树死期年月》云："脉一动一止，二日死；二动一止，三日死；三动一止，四日或五日死……二十五动一止，立冬死……五十动一止，五岁死……脉来五十投而不止者，五脏皆受气，即无病。"唐代杜光庭的《玉函经》，还将切脉断生死，编成生死歌诀，便于后学记忆。《玉函经·生死歌诀上》云："切脉定知生死路，但向止代涩中取……假如申年肾代止，十动一岁分明主，尺部失主鬼称尊。其人子年夏季死。"可见诊脉确可断病人生死，可惜今之医士（包括笔者），能操此术者渺矣。

相传，先生著述颇多，均未付梓，而相互传抄者《秘授活法》《得心应手》《正眼目脉诀》等，多以歌赋体裁写成。

周老禄闻声知病情

周老禄者，儒医也，世居合川孙家场水碾坝。清末民初，名噪合（川）岳（池）广（安）武（胜）一带。

中医诊病，凭借望闻问切。熟练的四诊技术方能诊断不误。先生望闻问切，样样皆精。古人有云："望而知之谓之神；闻而知之谓之圣；问而知之谓之工；切而知之谓之巧。"夫望而知之者，已达出神入化之境界，能操此技者，必得异人传授，饮上池之水。一般凡夫俗子，虽皓首穷经，难臻此境。《史记》载有扁鹊过齐，三望齐桓公，每望必告其病之所在，且逐次加重。反被桓公以"医好利，欲以不疾者为功"讥之。扁鹊无奈，只好"退走"。桓公终以病发而逝。今怀此技者，未之闻也！切其脉便知病之所在，古代医中不乏其人，今虽有之，已属凤毛麟角。刻下之医，诊病疗伤，惟重问询，或赖西医检查。所以然者，未得望闻切脉之真谛也。若夫闻声识病，殆将失传矣。老禄周先生，怀此绝技，名播一方。今言其事，或以为妄。

盖昔日大户人家，闺中女子，从不出门，即便在家，亦长居绣楼，外人难得一见。一旦生病求医，也是病女卧床，帷幔罩身，但伸一手，由其父母，或其他老妇陪同在侧，令医切脉问病，断无让医士察颜观舌之理。如此全凭医士切其脉，闻其声，问其所苦以断之。因是，为医者脉理需精通，五音能辨识，询病宜详尽，方得诊断明晰，处方不误，不尔，病则难愈。医林中因有"宁医十男子，不医一妇人"之感慨。

然天下技艺，惟其熟方能生巧，惟其巧方能生精。老禄先生之闻诊绝技，亦从这熟与巧中来。先生既怀绝技，自然远近闻名，常有大病危症，久治不愈者，辄求先生一决生死。先生每至病家，客厅落座，病家端来茶茗，递上烟叶。先生理开烟叶，裹成烟卷，放入烟枪，然后点着烟卷，一边吸烟，一边品茶，两耳倾听，由内室卧床传来之病人呻吟。从其呻吟声中，辨其病之表里虚实，轻重缓急，从而判其吉凶。若虽病重，尚有一线生机者，则展纸挥毫，疏方与服，汤药下咽，沉疴每起。若从病人呻吟之中，闻属绝症，即起身告辞，但曰："多谢烟茶！"虽病家苦求，亦不出一药方。惟明告病家，患者大致死期，嘱备后事。靡不如其所断者。

20 世纪 70 年代，码头公社一周姓病人，自谓系老禄先生族中晚辈。曾向余谈起，老禄先生诊病往事，余尚忆得其中一例：合川小沔镇，商人刘某，年近五旬，宿有咳嗽，时急时缓。某年夏季，多日不雨，天热如蒸。小沔濒临渠江，刘裸身下江，暑热顿消，水中凉爽，不愿遽起，浸泡过久，感受寒凉，当晚咳嗽加剧，连日服药，百治不效，甚则咳血。延至秋后，病情益重，方迎先生来诊。先生未急切脉，坐在大厅品茶吸烟，聆听病人呻吟、咳嗽、喘息、语言等声音。静坐有间，起而告辞。病家问："先生尚未诊病，怎就告辞？"先生曰："闻其声，已知病属肺痨晚期，不可为矣，又何须切脉。"病家再三恳求，先生乃曰："尚有一候时日，若后事未备，可与西洋参浓煎频服，或可苟延旬日。"后果应其言。

闻声诊病，古已有之。如《素问·阴阳应象大论》云："善诊者察色按脉，先别阴阳；审清浊，而知部位；视喘息，闻声音，而知所苦。"《难经·六十一难》亦云："闻而知之者，闻其五音，以别其病。"《医门法律·一明间声之法》云："声者，气之从喉舌而宣于口者也，新病之人声不变，小病之人声不变，惟久病，苛病，其声乃变。迨声变，其病机显呈而莫逃，所可闻而知之者矣……古人闻隔垣之呻吟叫哀，未见其形，先得其情，若精心体验，积久诚通。"古代医家，积累了不少闻声诊病之经验，如《金匮要略·脏腑经络先后病脉证》云："病人语声寂然喜惊呼者，骨节间病；语声喑喑然不彻者，心膈间病；语声啾啾然细而长者，头中病。"《侣山堂类辩·音声言语论》云："有声音而语言不清者，当责之心肝；能语言，而无声音者，当责之于脾肺；能语言，音声而气不接续者，当责之两肾。"《医宗金鉴·四诊心法要诀》云："好言者热，懒言者寒，言壮为实，言轻为虚，言微难复，夺气可知，谵妄无伦，神明已失。"杨映斋，旭山先生，还在其《杨氏提纲医方纂要》中，论述了闻声决生死之法："至若以声音而决生死，则显然易见，如发言初微而终复者生，始微而终绝者死；言一句而相连不绝者生，一字一断者死；其声虽微而清长者生，声虽壮而类禽兽者死。"可见闻声辨其生死吉凶，古人颇为重视。

此外有据五声、五音断病者。五声与五音，理论源于《黄帝内经》。五声即肝之声为呼，其变为握；心之声为笑，其变为忧；脾之声为歌，其变为哕；肺之声为哭，其变为咳，肾之声为呻，其变为栗。五声中之呼、笑、歌、哭、呻，为五脏正常之声也。所谓"其变"者，乃其脏发生病变时，所出现之症候也。五音即宫、商、角、徵、羽。宫音应脾，其音漫而缓；商音应肺，其音促而清；角音应肝，其音呼而长；徵音应心，其音雄而明；羽音应肾，其音沉而细。医者若据病人之声音，参以时令之五行，推衍生克制化，而后断病，相生者吉，

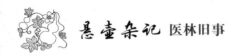

相克者凶。亦深奥学问也。

老禄先生之闻声绝技，今无传人矣。

李才美万病用一方

李二先生，名才美，岳池啸马乡人（1953年县域调整，啸马乡划属合川，并于肖家镇），世居啸马寺山丘西侧之干坝子，为清末岳池、合川间名医。兄弟二人，先生行二，时人遂呼为"李二先生"。其治病也，无论外感内伤，男妇儿科，恒用一方治之，那方药便是古方"五积散"。为省开方时间，二先生将其方药，刻板印刷，再据患者病情，或寒或热，或虚或实，再于方后，增书引经草药数味。病人服后，辄获良效，因而求治者甚多。

五积散出自《太平惠民和剂局方》，由苍术、厚朴、陈皮、麻黄、桔梗、枳壳、干姜、半夏、茯苓、白芷、当归、川芎、白芍、桂枝（或肉桂）、甘草组成。方中桂枝、麻黄、芍药、甘草，麻桂各半汤也，表散风寒，和营调卫；苍术、厚朴、陈皮、甘草，平胃散也，燥湿运脾，行气导滞；陈皮、茯苓、半夏、甘草，二陈汤也，燥湿化痰，理气和中；再加当归、川芎、白芷，除血分之寒湿；加干姜温中散寒。诸药合用，解表散寒，祛湿化痰，理气和血，消积化食，靡不具备。诸凡寒积、食积、气积、血积、痰积，皆能治之，故名五积散。勿论外感风寒，内伤生冷，发热无汗，头痛身痛，胸腹闷痛，呕吐腹泻，脚气肿痛，寒疟寒痢，妇人经带，男子寒疝，诸般疾病，用之得当，无不效若桴鼓。无怪乎，李二先生选中此方，医治百病，皆有效验（近代名医蒲辅周，亦推崇此方）。

先生为人谦和，素性仁慈，心系病人。凡病家有请，无论贫富、远近，咸往诊之。脉礼不计多寡，无钱亦不计较，因而延请者贫病居多。贫病人家，若非卧床不起，便不求医，患病之初，或煎服姜葱辣汤，发汗解病；或卧床歇息，待其自愈；直至病体不支，卧床不起，方延医诊治，因而昔日医生，出诊甚多。为赶路程，先生家中，养有毛驴，每日出诊，挎上黄袋（民国之前，川东郎中出诊，皆挎黄色布袋），内装印版处方，毛笔墨盒，救急丹药，骑驴而往。驴项系有铜铃，一路叮当作响，沿途百姓，闻得铃声，便知先生路过。若有病患，路请先生，先生辄驻足往诊。诊毕，袋取印版处方一张，拿出笔墨，便在方后，添上几味草药，作为药引，付与病家，并嘱服药禁忌。若系小孩之病，再批"配方半剂"，然后骑驴他往。春夏疾病流行，诊务繁忙，当天所请病家，白天未曾赶到，夜则继之。或夜半人乏，或驴困不前，便于路旁树下，庙门桥脚，拴驴歇息。务将当日所请病人，尽早诊治。其心系病家，盖若此也。

逢场之日，二先生坐堂啸马街上某药店，病人进出，门庭若市。先生药方本已印好，诊脉问症后，只需据病，加些药引，因而诊病疏方，较为快捷。而药店伙计，每因五积散药味较多，称药包药，需费时间（盖昔日药店配方，每味一包，再将所包之药，两列叠放，处方横折，露出病人姓名，铺在叠放药包之上，用麻线拴捆，然后交付病家，以致配好一剂方药，费时稍多），因令众多病家，等待多时。故而药店老板与店中伙计，常于闲场之日，将五积散预先配备数十剂，码放柜台。俟逢场拥挤之时，便将预先配好方药，付与病家。只需告知患者，所加草药引子，如此可免病家等待费时。即便如此，逢场之日，亦令药店伙计，忙至日西，方能吃上午饭。生意兴隆，老板自然欢心，长此忍饥劳累，伙计难免怨言。有一新来学徒，人小力弱，不克忍饥耐劳，背着主人，口出怨言。恰被李二先生闻得，心中虽然不悦，却未言语。遂连续三个逢场之日，不曾上街坐堂，药店生意，顿转清冷。店主心慌，叫来伙计，一一追查，终于知晓原因，立即提上礼品，登门赔礼，恳请先生原宥，先生方允再来坐堂。

何松龄先生与李二先生，同住啸马山丘之下，何先生住山丘东麓，二先

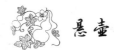

生住山丘西麓。何先生学识渊博，医理精深，论病析因，鞭辟着里，处方用药，丝丝入扣，大有儒医风范。因对二先生，持一方治万病，多有轻慢之意。每以草医目之。两家虽"鸡犬相闻，老死不相往来"。二先生自知文墨粗浅，不如何老精深，医理亦难透彻，以故不与何先生一论高低，但其精于草药性味、功用，虽持一方通治百病，然据病加减，十分灵活，故而疗效也非等闲。

一年秋天，何老夫人患上疟疾，松龄先生总觉夫人年迈体虚，用药顾忌甚多，或方不离补，或剂量减半，连服几剂，不见好转。一日，何先生出诊未归，夫人卧病在床，忽闻一阵铃声，由远而近，知系二先生路过于此，立即吩咐下人，路上拦请。二先生知是何老夫人所请，不敢怠慢，连忙下驴，跟随下人，来至何家。寒暄客套，便切其脉，察舌问症后，照例摸出一张印版处方，添上几味草药，嘱咐一番，作别离去。何老夫人封上脉礼，吩咐下人，送出院门。少顷，方药配回，立即煎服，并按李二先生吩咐，卧床温覆，通身得汗，病竟豁然。傍晚，松龄先生回家，见夫人起坐前厅，精神颇佳。问起病情，夫人这才道破真情。何先生详审其方，叹曰："吾但虑，夫人年老体衰，误补留邪，几误夫人。幸李君胆大心细，此方实属对证，所加草药亦甚灵活。余之胆略不及也。"次日，带上礼品，打轿李府，亲致谢意。自是，二人遂成挚友。

"文人相轻""同行生嫉"，古已有之。有书记载：叶天士（名叶桂）薛生白（名薛雪），二人同一时代，毗邻而居，俱为清初江南名医，但其早年，互相轻慢，互不往来，叶天士将其书房命名曰"踏雪斋"。薛生白亦不相让，将其书斋提为"扫叶山书房"。某年，叶母患病伤寒，天士连治不愈。一日，下人又去捡药，途遇薛雪，薛问："汝家何人生病，如何日日捡药？"下人见是薛先生，连忙回答："老夫人病已多日，叶先生用药多剂，总未见好。"薛先生遂细询叶老夫人病情及治疗经过，又要过下人手中处方，一见便说："唉！叶桂胆小误母啊，此病非承气急下，断难活命。"下人闻言，随即返回家中，将路遇薛先生及其话语一一转告主人。叶桂听后恍然大悟，连说："生白说的是，生白说的是，吾不及生白！"即照薛生白之意，另开承气方药。叶母服下，果然泻下燥屎，病即转愈。叶天士遂劈下"踏雪斋"匾额，亲自登门道谢。薛生白自然也除去"扫叶山书房"牌子。二人从此结为挚友，传为佳话。

何、李二人，由相轻而相善，颇类叶薛故事。

先生之子学明，孙春凡，曾孙李立，皆能克绍箕裘，薪火相传。春凡先生与先父在中公，同为迁广安之南京市国医内科讲习所窗友，课余聊及乃祖往事，余因自先父口中，得闻二先生故事。

周登甲治病可左右

太夫子周登甲先生，岳池大佛人，生于清季末造。周姓，当地望族，诗书传家，人才辈出。先生生而性慧，博闻强记，超承庭训，十岁便能诗文，十三岁中得秀才，可谓周家神童。虽尚年少，世人已称"甲老爷"（秀才别称老爷）矣。周家世代书香，家中藏书甚富，无论经史典集，诸子百家，无不备有。先生博览群书，岐黄书籍，亦有涉猎。年未弱冠，朝廷废除科举，仕途无望，乃祖述岐黄，拜于何松龄先生门下，专事医药。

先生本饱学之士，又得"何药王"松龄先生悉心垂教，自然出类拔萃。跟师三年，尽得乃师真传，松龄先生见其聪慧过人，并授眼科，医道由是大行。尝在赛龙、岳池等地应诊，日治数十人，皆能应手辄效。重危大症，无不药到病除。其用药奇巧，出人意料，他医不治者，先生着手成春。曾遇双目失明者，与他医左右分治，在医林传为佳话。

民国初年，广安县城，有王姓富户。其父突患中风，未及延治而逝。慈母悲痛欲绝，日夜啼哭，茶饭不思，经多方劝慰，心情稍舒，而双目渐瞀，治逾半年，耗银颇巨，非仅无效，反致双目失明。王某欲得良医，俾慈亲瞽目，

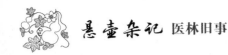

重见光明，乃不惜重金聘之。

王有表亲李某者，家住岳池罗渡溪，尝患目翳赤痛，羞光落泪。医见目赤灼痛，投苦寒泻火之剂，反致目翳遮睛，视物模糊，沙涩疼痛。累经治疗，翳若生根。后迎登甲先生治疗，拟辛温退翳之品，遂得复明。李某因专赴广安，荐登甲先生为治。王闻言大喜，即备礼品，请李某代为延聘。次日，李回罗渡，雇来肩舆，亲诣大佛，迎迓先生。

肩舆抵达王家，已有王某内戚，请得外地名医龙某者，先期到达。盖王某疗母心切，曾四处求人请医，今登甲先生亦到，王某觉两医商治益妥，遂请二医诊病。二人先后诊脉、察眼、问症，然后茶座论病，商谈治疗方案。两位医家，各持己见，意见不一，互不苟同，局面颇僵。李某深信登甲先生医术高超，背地谓王某曰：“老夫人眼病，非周先生莫愈。”内戚素服龙先生医术精湛，私谓王某曰：“令堂目疾，非龙先生不能复明。”东主一时难下决断。僵持半日，方药难出。

登甲先生见状，顾谓东主、龙医曰：“余有一法，可免你我争执，亦免东主左右为难。”

二人闻言，齐问：“先生有何良策？”

周谓龙曰：“老夫人双目病情，难分轩轾，不如你我各医一眼，各疏一方，分煎其药，一日内，分别各服两次。先生以为若何？”

龙某虽为一方名医，医术确也不凡，然未曾闻及目疾左右分治之法。但觉示弱无颜，虽情非得已，亦应承下来。经二人商议，龙医右眼，周治左目。为守方药之秘，二人各自开方，监配方药，然后各自煎药，并按登甲先生之意，早、晚，病人服龙医之方；中午、夜半，服周医之药。东主宾留二医，以观其效。

药尽一剂，王母左目，已透微光。各进三剂，左目视力渐复，惟视物不清；而右目仍眇。龙医乃膺服登甲医术，自愧不如，遂辞别病家，东主亦礼送以归。登甲先生两目同医，半月后，双目复明，轰动广安，东家重谢送归。次年四月二十八日，王家派人，抬着金匾送至周家，并给药王菩萨挂红放鞭炮（昔日医家之神龛，供奉药王菩萨木雕神像。四月二十八日，是药王孙思邈生日，一些治愈病人，是日便带上礼品或钱财，前往感谢医生，并给药王菩萨挂上红绸，燃放鞭炮。医家置办宴席，款待来宾，称为办药王酒）。

余习医之初，便闻先父谈及此事。余即叩问："太夫子所用何方？"先父叹曰："先生医术，素不轻易传授，即使讲解医书，亦候夜深人静进行，常谓：三人不传道。深夜讲医，方免他人偷听。其悭秘其术，盖若此也。故而每有所问，辄曰'汝今但须读书，出师之时自会授汝'。"然则未及相授，太夫子便猝然而逝。盖昔日为师，每多提防弟子背叛，故有"教一路，留一路，免得徒弟打师傅"之说。即使徒弟孝顺，师傅绝招，也在弥留之际，方叫来徒弟，跪在床头，屏除外人，亲口传授秘方绝招，弟子得师傅传授之后，磕头致谢。师傅亦随即"封准"几句好话（如汝日后医运亨通，治无不愈），弟子得师傅良言"封准"，便再次叩头谢恩。行笔至此，忽忆20世纪60年代中期，曾在某报上读到一老中医撰写的文章：忆其青年，师从岳丈，学习骨伤技术，岳丈为伤科高手，名震一方，并有接骨秘方——八宝接骨丹，术后服之，疼痛立止，愈合更速。然岳丈讳莫高深，每当配方合药，泰山辄将女婿支开，不令知晓方药组成及配制方法，直至老泰山卧床不起，方叫来女婿，口授其方。翁婿尚且守秘，一般师徒，岂能爽快倾囊？昔日老医之保守，不知几多绝技、验方，带入土中。

先生不仅眼病可左右分治，周身水肿，亦有分消之术。大佛近邻，有一绅士，粗通医药，人前常言医理，以炫知医。闻先生水肿可分而消之，疑其虚妄。一日相遇，问及此事，先生颔首然之。数日后，绅士引一水肿病人到来。谓先生曰："若此人之肿，先生可分而消之否？"

先生曰："可也。"

绅士曰："愿闻先生如何消之。"

先生曰："上下左右，不知君欲先消何处？"

绅士曰："但凭先生做主。"

先生曰："男左女右，此男子也，可先消其左，何如？"

遂开一方，又与自制丹药三包。嘱病人：方药煎服三次，每次加丹药一包同服。又谓绅士曰："明日，君可见其左侧肢体，肿胀已消，而右肿如故耳。"

次日，绅士所见者，果如其言。乃膺服先生医术，高深莫测也。

此事当年甚为轰动，数十年后，余在乡间行医，仍闻及此事。

先生治病善分左右，如中风偏瘫、痹证、头痛，均分左右而治。《素问·阴阳应象大论》曰："左右者，阴阳之道路也。"盖左主阳气之升，右主阴气之降。气病血病，阴病阳病，本不相侔，论其治法，又岂能相同哉？

其治牙痛，亦分上下左右，门齿、臼齿，按病齿部位用药，亦属一绝。

本文所记者，不过先生精湛医术之一斑耳。

先生著有《眼科秘传》《杂病秘传》手稿，均未付印。其子女大学毕业后，或从政，或从教，或从事科研工作，无人绍其箕裘。

1967年春，笔者访及先生长子，年逾古稀的周介民老师（四川大学毕业，余初中化学老师），欲求周公遗著。介民老师素将太夫子著作手稿及医书，视为传家之宝，珍藏多年。后家逢变故，先生手稿及古籍医书，悉付一炬。名医绝技自此失传，惜哉！

当日访谈中，介民老师亦兴奋向余谈及上述两例医事。

附记：

之后，读书既多，乃知《普济》"半边散"，即有分消水肿之能，周公分治水肿之方，或即此也。《奇效良方》卷四十，亦载此方，迻录如下，以供同仁研究。

半边散 治诸般水肿

芫花_{醋浸焙干}　大戟　甘遂　大黄_{以上各三钱}　土狗_{七枚，五月内取会飞的}

右先以葱捣烂为饼，摊新瓦上，却将土狗安葱上焙干，去翅足嘴，每个剪作两片，分左右成对记之，再焙干为末。欲退左边肿，即以左边七片为末，入前药调服；右边依前四味末，每服二钱，入土狗末和匀，用淡竹叶、天冬煎汤调，五更服。候左边退，至第四日服右边。如或未动，只以大黄三钱，煎至一半助之，如更不动，茶清助之。

陈逊斋迁校到广安

抗战时期，一所由京师名医陈逊斋创办，在全国颇具影响的南京市国医内科讲习所，因日寇侵占南京，而被迫内迁四川，最后落址广安。两年间，为广安岳池及周边县市，培养了百余名中医人才，此批学生多数在新中国成立后，成为当地的中医骨干。

余知陈先生大名，乃因习医之初，家父在中公常谈起太夫子往事。家父谢世后，余坐堂赛龙药店，其当年同窗徐在和、严更生两师叔，亦在此坐堂。闲暇之际，师叔亦常谈起陈先生轶事，而严先生最为健谈，讲述最多。对陈先生生平事迹，渐有了解。

逊斋先生，福建长乐人，生于清光绪十五年（1889年），为清代名医陈修园第七代裔孙。幼承家学，颇精医道。青年时代，目睹清廷腐败，国力日弱，列强纷纷入侵，欲将中国瓜而分之，百姓生活日益贫苦。为拯救国家危亡，并受"做一好官，可救万民于水火"思想之影响，乃放下医事，考入福州讲武堂，后又转入保定陆军军官学校。毕业后，追随孙中山，从事革命大业。

民国十三年（1924年）十一月，广东军阀陈炯明趁孙中山北上之机，在广东叛变革命，欲攻广州。次年二月，身为团长的陈先生，随蒋介石所率的

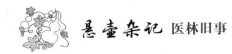

东征军，讨伐陈炯明。在激烈的战斗中，陈先生不幸臀部及大腿中弹，不得已回到广州医治枪伤。六月初，滇军杨希闵、桂军刘震寰，又在广州武装叛乱，形势对革命极为不利。陈先生只得由医院移住一李姓人家，继续养伤。李为广州富商，素仰中山先生而支持革命。闻及陈先生因讨逆负伤，便暗中接至家中，奉为上宾，照料甚周。每日医院护士，来李家换药。半月后，先生即可下床活动，未及匝月，便可院内慢步行走。

一日，先生庭院散步，见李家下人，个个忙碌，又见数人抬回一口棺材。乃低声问询下人，方知李有六旬老母，数月前卧病在床，遍访广东名医治疗，病情日重，终至垂危，家人正备后事。陈先生本精医道，得知李母病危，深感李家盛情接待，悉心照料，乃言于李曰："顷闻令堂染病日久，诸医诿为不治，可否让某一诊？"李某惊问："莫非先生知医？"陈先生答曰："幼承家学，尚知些须。"李闻言大喜，即请陈先生入室，为其慈母切脉诊病。先生据其脉症，拟就一方。李家即刻派人，配回方药，先生亲为煎药。真所谓药医有缘人，一剂下咽，病有起色。李某大喜，恳留先生，待其母愈，再言离去。先生欣然听命。调治月余，李母竟康复如初。李先生感激不尽，欲酬以重金，先生婉言谢之。二人遂成莫逆之交。

数年后，李某因商务发展，转至南京，举家北移。多年后，李某之子，患病寒热，历十余日不退。因思：若得陈先生在此，小儿之病，安有如此流连难愈！遂在报上，刊登启事，寻访先生。怎知陈先生已在南京办学，当天下午阅报，得知此事，遂按报上地址，即刻过府诊治。切脉未竟，已下利二次，自云"头痛，腹痛，骨节痛"。先生察看喉头，尽白而腐。吐脓痰夹血。六脉浮中两按皆无，重按微缓，不能辨其至数。口渴需水，小便短少，两足少阴脉似有似无。诊毕，无法立方，且不明病理，连拟排脓汤，黄连阿胶汤，苦酒汤，皆不惬意，复拟干姜黄连黄芩汤，终觉不妥。又改拟小柴胡汤加减，以求稳妥。未几雨阻，宿于李宅附近，寝不入寐，复询李父：病人曾出汗否？曰：始终无汗。曾服下剂否？曰：曾服泻盐三次，初觉胸中舒畅，不意脉忽转阴，水泻仍频。先生曰：得之矣，此麻黄升麻汤证也。次日天明，即照原方配服，渐次而愈。

数日后，李父子登门致谢，除重金相谢外，认为如此顽症之治疗经验，理应流传于世，故请先生将此病之治疗经过，撰文刊于报上，以利后学效仿。

南京市国医内科讲习所内迁广安后，陈先生曾给学生讲过此案，后又收入《逊斋医案》，在广安少量石印，作为学生课外阅读书籍。

而严更生师叔，似乎了解更多，据其所述，李某为感谢先生两恩其家，遂将爱女许字先生之子，两家遂结为秦晋之好。

1929 年，有西医余云岫者，称旧医（中医）不科学，讲阴阳五行，属封建迷信，应当废除，并撰《灵素商兑》攻击中医："《内经》东方生风，东方是日本，并非是造风之所，以此知《内经》东方生风之说不经也……"又云："《伤寒论》中阴阳二字不科学，什么太阳、太阴之为二字，有何用处……"并向政府提交"废止旧医以扫除医药卫生之障碍"案，此案一出，医界鼎沸，全国震动，群情激愤，立即爆发了全国中医界空前的抗议风潮。先生与全国中医同仁，成立国医公会，组织中医请愿团，游行示威，向南京政府请愿。政府迫于压力，不得不取消提案。中医虽得以保留，但须以科学方法解释中医，进行教学。因是，不少中医名宿，为存国粹，培养中医后继人才，在 20 世纪 30 年代，纷纷建立中医院校。较有影响者如丁甘仁、陆渊雷、施今墨，分别在上海、北京创办国医学院。1932 年，陈先生在南京创办了"南京市国医内科讲习所"（当初政府虽准中医办学，然仅可办"讲习所""传习所"，学制多在两年内，后来才同意办中医院校）。众多仁人志士，为中医事业的生存与发展，立下了不可磨灭的功勋。

陈先生无论在南京，还是在重庆，常为军政要员、豪商巨贾座上嘉宾。先父在中公尝谓余曰：陈先生治宋美龄"心痛"，一剂而愈，蒋介石亲书"仁心仁术"金匾以赠；治何母足疾，亦得速愈，何应钦专为先生诊所提赠"七世

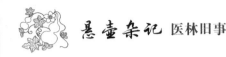

名医陈逊斋诊所"金字吊匾。他如陈立夫、孙科均有字匾相赠。1935 年，先生《伤寒论改正并注》出版，民国政界大员、医界名流，如林森、于右任、陈果夫、陈立夫、孙科、黄竹斋，纷纷为其题词、作序。

1937 年年底，南京沦陷，先生随国民政府内迁，1938 年春到达重庆。重庆作为国民政府陪都，累遭日寇空袭，每日警报，频频鸣响，市民惊慌，终日避难山洞。先生学校虽已内迁，然国难当头，社会动荡，一时难以复课，且初来山城，重庆市民，多未知其医术。求诊者寥寥无几，因而多赋闲寓所。

先生一生喜读书阅报，其寓所恰在沙坪坝书店附近，因便常去书店翻阅图书。1938 年冬月某日，先生照例去到书店，巧遇岳池杨景成先生，在此批发图书。时景成先生，在广安开一"民众书店"，每月均赴渝州进书一次。杨素喜交友，尤喜结交医界名流。见陈先生翻阅医书，且全神贯注，心无旁骛，揣其必为医道中人，因致问讯，互通姓名，乃知是名医逊斋先生。杨景成久仰"三斋"（福建陈逊斋、浙江张简斋、陕西黄竹斋）大名，只是无缘结交，今邂逅于此，真是喜出望外。寒暄之后，随即邀至逆旅，热情款待。先生流落异乡，偶遇知己，亦甚欢喜，二人均有相见恨晚之憾。是夜，景成留宿先生，二人促膝倾谈，情投意惬，竟通宵达旦。

次日临别，景成请陈先生迁校岳池。陈先生正愁办学无址，便欣然应允。景成即回岳池，联络官绅，商议办学事宜。众人虽有热心，但一时难觅校舍。校迁岳池，愿望落空。景成毫不灰心，又奔赴广安，商于杨汉林师长。杨汉林乃杨森之子，彼时正宿恙缠身，忽闻京都名医陈逊斋，愿来广安办学，乃额手喜曰："吾病可得愈也！"即命一排兵丁，将广安南园，辟为校舍，添置课桌床铺，并派专人，随景成一道，雇一轻舟，顺水直达渝州，迎接逊斋先生一行来到广安。于是"南京市国医内科讲习所"便迁址广安。1939 年新春伊始，"讲习所"正式招生。广安、岳池、大竹、武胜、渠县、邻水、南充、蓬安、合川等十余县市，百余名有志于中医之青年，纷纷负笈广安，问道于逊斋先生。杨师长多年顽疾，经先生调治而愈，也为先生精湛医术折服，放下军务，甘为先生弟子，随学生一同听课。

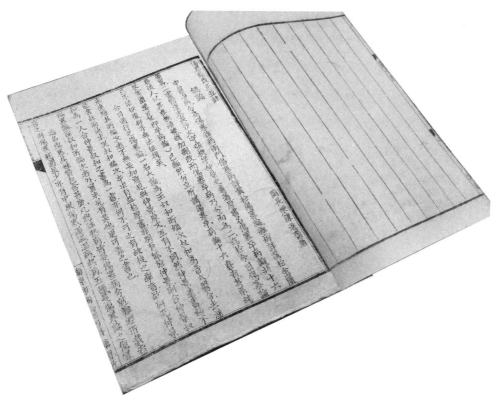

陈逊斋内科讲习所教材

先生据学生之医学基础，分为甲、乙两组，进行教学。已开业者，分至甲组；未开业者，分至乙组。甲组教学一年，乙组教学一年半，课后均需实习一年。开设《生理学》《病理学》《新本草》《诊断处方学》《新温病》《妇科》《儿科》《伤寒论》《金匮要略》等课程。教材均系讲授者自编。先生认为《伤寒论》《金匮要略》乃临床医家之"看家本领"，于是亲自主讲，并以其所著之《伤寒论改正并注》及《金匮要略改正并注》作为教材。此二书，1935年在南京出版。南京沦陷后，国医内科讲习所内迁四川广安后，先生又在广安石印二书，

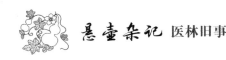

内容稍有增补。据当年负责讲习所后勤事务的杨景成先生回忆，书籍按学生人数印刷，每种书籍仅印百余本。2011 年，学苑出版社将《伤寒论改正并注》归入《近代名医伤寒论十人书》，以 1935 年版本为底本，整理后再次出版。2020 年，学苑出版社又将《金匮要略改正并注》（广安石印本）整理出版。先生在教学中，重点要求学生对《伤寒论》《金匮要略》原文，做到"诵、解、别、明、彰"五字。并谓"不能背诵，原书精神安可了解？未能理解，安能区分何者为好，何者为差？弗能区分好坏，安能了然心中？如其自己对书本，尚不明白，又安能有所发挥？"先生时常教育学生务须勤奋好学。在教学中提出"博学""审问""慎思""明辨""笃行"十字治学方针。

学伤寒，须明六经实质，而历代注家皆未道明，先生在《伤寒论改正并注》（广安石印版），开篇之《总论》中，就对此做了解析："六经之义，仲景既无具体之说明，注家自成无己以下，百数十人，亦缺而不言，故数千年来，无一人能认识六经者；有之则依《内经》，以六经分配六气，及六脏六腑而已。《内经》以太阳主寒气，属小肠膀胱；少阳主火气，属三焦胆；阳明主燥气，属大肠胃；太阴主湿气，属肺脾；少阴主热气，属心肾；厥阴主风气，属心包络肝。此与伤寒之六经完全不类，伤寒太阳病，首言中风，是太阳亦主风气，非专主寒气也。太阳主风，而厥阴又主风，是六经之中有两风也。《伤寒》《内经》之不同六经，盖如此。《内经》之六经，指全身神经联系之路径而言，故有手足三阳与手足三阴之名词，以示神经之上行者走手，下行者走足。伤寒六经，既非专指神经，亦不分别手足，《伤寒》《内经》六经之不同，盖又如此。然则伤寒六经，果何所指？曰：六经者，乃阴阳寒热虚实表里之代名词也。太阳阳明少阳，皆为阳病；太阴少阴厥阴，皆为阴病；太阳阳明少阳，皆为热病；太阴少阴厥阴，皆为寒病；太阳阳明少阳，皆为实病；太阴少阴厥阴，皆为虚病。阴阳寒热虚实之中，又有在表在里，与在半表半里之不同。太阳为表，乃阳病热病实病之表也；少阴亦为表，乃阴病寒病虚病之表也；少阳为半表半里，乃阳病热病实病之半表半里也；厥阴亦为半表半里，乃阴病寒病虚病之半表半里也。"

如此讲解六经实质，言简意赅，学生易于理解，颇合仲景原意。

除指导学生学好《伤寒论》《金匮要略》外，1939年暑假，先生不顾天热地暑，仍挥汗走毫，撰写了《呼吸谈》《仲景治疗痢疾用泻药之原理》《药性变迁论》《谈寒热》《制药论》《国医药之兴废论》《论脏腑之机能》《论气虚发热血虚发热专恃检温器之误》《论产后发热痘疹发热概用冰枕囊却热之误》《论阳虚发热阴虚发热专恃检温器之误》《论真热假寒假热真寒专恃检温器之误》等十余篇论文，编印成《医学撰文》，供学生课外阅读，俾其增长见识，扩大视野。文章不循旧说，篇篇皆有新义，围绕教材内容，或有发挥，或有补充。《医学撰文》还选入时贤文章，如王慎轩之《五行对于生理病理治法之新释》；沈仲圭之《小肠主消化之中西合论》；侯敬舆之《论巴豆之泻下功效》与《利水药之新意义》；张治河之《桂枝加龙牡汤证》《当归建中汤证》《神志恍惚》；吴凝轩之《桂枝加龙牡汤证》《当归建中汤证》等文，对学生课堂所学，颇能引而伸之，启而发之。

《医学撰文》既有理论探讨，又有方药分析，并收入印光法师传授的治吐血神方：生梨1个去心，柿饼2枚，大枣2枚，荷叶1张（无鲜者，干者亦可），鲜藕1斤打汁。前四味煎汤，冲藕汁服。综观全书，内容丰富，观点新颖，对学生学习，大有裨益。书中载有先生女弟子凌颂芬所撰之《侍诊随笔》，记叙陈公以一味甘草，治愈三人不同疾病之经过，读后叹服先生治病，辨证精准，药简效宏。文章简短，文笔流畅，读来饶有兴趣，迻录附后，以飨读者。

为使理论学习与实践结合，先生又设广安第一、第二诊疗所，供学生课后实习，跟师临证，学习诊断技术，辨证方法以及如何选方用药。实习诊务满1年，成绩合格者，发"实习证书"。学完规定课程，考试及格者，再发"毕业证书"。

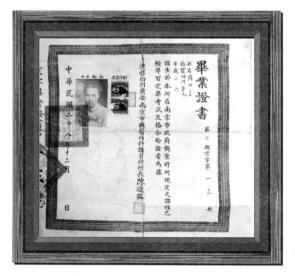

国医内科讲习所毕业证书

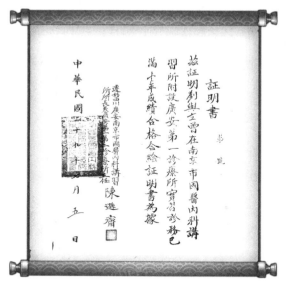

国医内科讲习所实习证明书

　　由于教学与实践，紧密结合，因而造就出一大批功底扎实、技术过硬的中医人才。逊斋先生来川办学，虽仅数年，但为四川培养了众多中医人才，且弘扬了仲景学说，一改清末以来重温病轻伤寒之局面。广安、岳池两地，先生门人最多，如蒲俊生、刘高旗、刘与立、周慕白、杨隆裕、陈景明、唐在中、蒋志林、吴鹏南、李家兴、杨茂泽、严更生。新中国成立后，在当地均有医声。国内学生中，最有成就者，当数中国中医研究院方药中教授，医名颇著于世。

1940 年初夏，陈先生请来针灸大师承淡安，为学生增设针灸课程。凡学习针灸的学生，便视为加入中国针灸学研究社，授予"中国针灸学研究社社员证书"。时川省针灸稀缺，无不希图学此技术，因而，该所学生踊跃报名学习。故毕业时，学生悉获三证。

1940 年秋，卫生署陪都中医院与中国医药教育社，在重庆（1940—1949 年，重庆为中华民国陪都）创办中医研究班，后又开办中医高级研究班，特聘先生主讲《伤寒论》《金匮要略》。1941 年春，先生遂离广赴渝，此后长住重庆。

先生精于望诊与切诊，切脉望神察舌后，便知病大致所在，当用何方，加减何药，已了然心中，因而诊病迅速。旅渝时，上午坐诊于"武汉大药房"，诊病七八十人，常有两位学生侍诊抄方。午后出诊，提着皮包，坐在黄包车上，还从包中取出书籍阅读，其学而不厌，至老不衰。

1948 年 6 月，一代名医陈逊斋先生客逝重庆，享年五十九岁。家父在中公，汇同在渝同学（主要是中国医药教育社、中医高级研究班的同学）及先生生前亲友、医界同仁，为其举行了简朴的葬礼，葬先生于重庆南岸猫儿石。

附录：《侍诊随笔》凌颂芬

姚君特拙，前柏烈武将军之旧人也。去秋，加入逊师之国医讲座，执弟子礼。男女同学中，姚君年事最大，咸呼为学长而不名。月前，姚君奉委河南特派员公署某要职，与诸同学话别，并自诉从师习医之动机。其事甚趣，且有关于医学，因此笔记之。

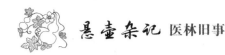

姚君平日喜唾，宴会时，每以口流涎沫，遭人不满，乃诣逊师求治。师嘱：以炙甘草一味煎服。从此遂不唾，涎沫悉除。

姚君有友人王德三君，患喉腔膜发炎，红肿且痛，亦就师诊。师令浓煎生甘草汤，先含后咽。翌日，炎消痛止，王君大喜。王君晤姚君，互道其事，彼此信仰国医之观念，油然而生，共约拜师门下，王君因故未果，姚君独自报名就学。某夜，姚君有至戚闵某（姑隐其名），在家共饭，忽大风雨。姚君命家人雇车，闵问："何之？"姚以将赴师宅听讲答之。闵力阻其行，且曰："陈医专以甘草治病，足徵其胸中空无所有，奚足为吾子师耶？"姚曰："不然，陈师善用甘草，正非时下医生可及耳！"无何，闵某之妻患脚痛，既红且肿，寸步维艰。闵谓姚君："我将携内子就诊陈医，请君偕往，幸勿说破前事，何如？"姚君应允。迨抵师寓，闵妻脚痛，不能下车，由姚君代述病状。师因就车上诊之，既毕，回至诊室开方。闵某视之，则甘草一味，重一两五钱，研成细末，每服五钱，开水送下，日夜共三服，不禁大笑。师将方交姚君，姚亦笑不可止。越二日，姚过闵寓，问疾，则痛止肿消，病已痊愈矣。

芬按：此节事实，各以不同之病症，而服同一甘草汤，皆获痊愈。闵某不知医，其猜疑不足责。甘草含糖汁，能消炎解毒，和缓痉挛，载在药籍，亦不足异，惟师之处方，竟于无意之中，先后一辙，且皆与姚君及其亲友，有直接间接之关系，巧合至此，抑何奇欤？

承淡安避难入巴蜀

余自 1966 年，随杨师景成先生学习针灸，始知淡安先生大名及其入川办学之事。盖杨师系承公入室弟子，随承公辗转，凡五六年，对承公知之颇详。之后，余又陆续从杨师处借阅杂志及承公大作，故对承公了解渐多。

承公名淡安，江苏江阴人。著名针灸学家，曾任中国科学院学部委员（中国科学院院士）、江苏省中医进修学校（南京中医药大学前身）校长、中华医学会副会长等职。清光绪二十五年（1899年），生于中医世家，幼年即随其父乃盈公学医，稍长，师事江苏名医瞿简庄。纵观中医经典及各家名著，通内外妇儿，尤精针灸，且能诗文，兼会日语。

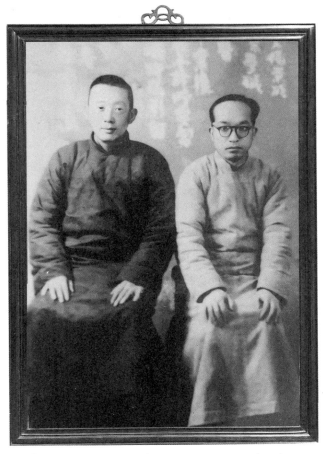

承淡安先生（右）与杨景成先生（左）

国难时期，这位"中国针灸一代宗师"曾在四川避难十年，为四川培养了大批针灸人才。

今言针灸，人皆晓之。多数医院，设有针灸科室，民间亦有传人。然自清代道光皇帝颁布诏令，称"针刺火灸，非奉君所宜"，着太医院"永远废除针灸"之后百余年来，针灸医术在不少地方几近绝迹。承公目睹时艰年荒，百姓贫病交加，以汤药之珍贵，不足普救危亡。针灸治病，价廉而效宏，最宜穷乡僻岭，贫病之家。为继承传统医学遗产，弘扬中国针灸，俾濒于失传的针灸技术后继有人，发扬光大，民国十九年（1930年），承公在无锡创办中国针灸研究社，并开设针灸函授教育。将其家传师授，尽泄所秘，著成《中国针灸治疗学》，作为教材，公之于世。《中国针灸治疗学》一经出版，就使洛阳纸贵。五年间重印六次，足见此书在当时深受读者欢迎。民国二十二年（1933年），承公赴日本考察针灸学发展状况。次年回国后，在江苏无锡创办了中国针灸医学专门学校及针灸疗养院，并刊行《针灸杂志》，大力培养针灸人才，传播针灸这一简便而效捷的治疗技术，普及针灸知识。承公之义举立即在全国引起强烈反响，数以千计的青年志士，或负笈无锡，或遥从问道，使针灸医术得到迅速发展与普及。因其在发展针灸教育的显著贡献及渊博学识，遂被国民政府任命为中央国医馆编审委员。

民国二十六年（1937年）"七七事变"后，日寇发动全面侵华战争，是年冬，无锡沦陷，学校与疗养院均毁于日寇战火。不得已，承公内撤西南，在沿途为当地学子举办针灸班。承公路过长沙，也曾办班，一期未竟，遭日寇飞机轰炸，不得不前往四川。

民国二十七年（1938年）六月，承先生夫妇到达重庆。官民获悉，相继求治，每多针到病除，且花费低廉，承公医名，迅播山城。重庆某医院闻之，率先聘入该院，设立针灸科室，并为院内医生，举办针灸培训。是年九月，承公转赴成都，在西玉龙街，再创针灸讲习所、针灸函授学校。

民国二十八年（1939年）秋，日寇飞机又飞来成都，狂轰滥炸。为避日机来袭，承公再将学校迁至成都东郊之大面铺，继续办学。

民国二十九年（1940 年）初夏，承公受陈逊斋先生函邀，来到广安，在陈先生所办的国医内科讲习所开设针灸课程。这门既古老又新鲜的学科，使学生感到新奇，并且产生浓厚兴趣，就连该校专任教务的杨景成先生，也迷上了针灸，每日随堂听课，不觉着迷，决定选择针灸作为终身职业。承公到广安后，住广安正街川北旅行社楼 1 号。杨景成先生住厚街民众书店。两人年龄相仿，虽为师生，却似弟兄。景成先生还在民众书店附近，租下一间商铺，作为承公的针灸诊所，上课之余，接诊四方病人，并让学生课后到诊所见习，以便指导学生实际操作。时广安并无针灸医师，百姓从未见过针灸治病。见有针灸医师在此针灸治病，无须服药便可愈病，百姓开始半信半疑，初来针灸者，寥寥无几，大多是尝试心理，孰知每能针到病除，且收费低廉，于是求针者，日甚一日，以致后来，户限为穿。杨师见此，愈坚心志，遂将书店转让他人，每日跟随先生学习，并正式拜师学艺。

民国三十年（1941 年）秋，承公复回成都，旋赴德阳。杨师亦随同行，在承公身边学习深造。因此，广安承门弟子中，杨师针灸学业最精，对承公了解最多。该班毕业后，承公又受聘于德阳国医讲习所，讲授针灸、内经、伤寒等课程，并编成《伤寒针方浅解》一书。两年后回到成都行医，并在成都国医学院教授针灸。当是时也，日寇飞机时时轰炸，为师生安全，只得再次离开成都，转至简阳养马河镇，继续办学行医。先生这种为复兴针灸、不畏艰难、顽强不息、辗转办学的精神，在国难时期，为学生树立了良好的榜样。

四川与全国一样，因清廷废除针灸，致使针灸人才几近绝迹。抗战期间，有这样一位针灸大师，来川传授针灸技术，从学者自然趋之若鹜。

自民国二十七年（1938 年）夏，承公避难来川，至民国三十六年（1947 年）冬，启程归里，承公客居四川凡十年。十年间，为四川培养了大批针灸人才。

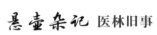

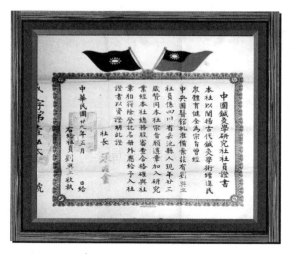

刘与立先生毕业证（中国针灸学研究社，承淡安社长印鉴）

承公讲课别具一格，最能深入浅出，循序渐进，其高足谢建明曾将承先生当年之讲课，随堂记录。现摘其一段，以见承师讲课之精辟。

"所谓经络穴道者，皆假定之名词也。上古无方药，但以砭石、跷引、按摩、毒熨以治病，故今日偶针此而愈某病，明日复砭彼而愈某病。刺之不当则发生弊端，针之得当则立见奇效。所有陆续发现者一一记之，而假定其名，曰某某穴，主某病，某某穴宜禁忌。再历千百世之时期，经亿万人之试验，遍身孔穴，遂按部可稽矣。于是有圣人焉，作'内经'包之为十二经，演之为三百六十五穴。故其穴之附近者，所主之病，亦大同而小异。'内经'既作，孔穴有归纳，经脉有定名，后之人历经试验，未尝无所获也。有之不能再纳之于正经，以乱绪统，于是又有奇经奇穴之逐渐发现焉。"

承公的这番精辟论述，将针灸的起源与发展，言简意赅地启迪后学，真乃抉膜导窍，发前人所未发。

如中药之有药性，先生首创腧穴之性，分气血寒热虚实六门，此乃开腧穴分其性能之先河。谓曰："疾病之生，不离气血，故汤液治病，有入血分之药，有入气分之药。病之变化多端，则又不离寒热虚实四则。寒则温之，热则清之，虚则补之，实则泻之。此为治病之不二法门。故药物治病，有寒热补泻之别；针灸亦然也，针灸之取穴，无异汤液之拟药。爰将普通常用之穴，分别气血寒热虚实六门，言其功效用，俾临床时，易于采取焉。"

"气门，如少商，宣泄肺气；中府，理肺利气；照海，引气下行。

血门，如尺泽，止血，治吐血；足三里，破瘀血，治吐血；膈俞，通治一切血病。

虚门，如太渊，生津液润肺；三阴交，补三阴之虚，益精生气血。

实门，如神门、通里俱泻心；涌泉、然谷，俱泻肾；委中，泻膀胱。

寒门，如中脘，温中暖府；关元、气海，温下焦；肾俞，温下元，助肾火。

热门，如合谷，清气分及头面诸窍热；厉兑，清胃热；大都，清脾热。"

2004 年《农村医药报》曾连载《王岱针灸》，其中便有穴性内容，盖源于承淡安先生之理论。

承公一生著述甚多，切于实用，不尚空谈。主要有《中国针灸治疗学》《经穴图解》《校注十四经发挥》《中国针灸学》《针灸精华》，并译述日本医学著作《针灸真髓》《经络之研究》等。

承公一生，为针灸事业的发展不遗余力，即便是国难之时，亦复如此。人之所至，学校亦至，为国家培养了大批的针灸优秀人才，对针灸的普及与发展，做出了巨大的贡献。

吴棹仙敬献流注图

吴棹仙先生，字显宗，四川巴县虎溪（今属重庆）人，清光绪十八年（1892年）生于儒医之家。幼承庭训，攻读四书五经兼习医学。少年时，考入巴县医学堂，稍长就读重庆官立医学校、重庆医学研究公立医校、重庆存仁医学校。

先生颇得内江名医王恭甫器重，后又从针灸大师许直祁得"子午流注""灵龟八法"针法秘传。先生除精通医学外，亦通经史，且能诗文。

1968年，笔者在成都中医学院（现成都中医药大学）进修时，尝闻同学告知，先生医学精深，不仅对《黄帝内经》《难经》《伤寒论》《金匮要略》等经典著作悉能背诵，且能字斟句酌，解说经文。时余住学生七舍，与先生居所毗邻，晚饭空闲，常问难于先生。七月下旬某日，晚餐之后，余如往日，去到先生宿舍，已有两女生在焉，均翻开文件夹，倾听讲解，不时记录。是时，先生正背诵："黄帝问于岐伯曰：余子万民，养百姓，而收其租税……"一段背完，又逐字逐句地讲解，析解经义，明晰透彻。当晚先生讲解约一个小时。时至今日，先生所讲，大多遗忘，惟对"余子万民"的讲解，难以忘怀。先生谓："余子万民，系指黄帝把百姓当成自己子女那样去关心、爱护。这里的子，不要机械地理解为子女，应理解成亲人。"然后话锋一转："尔等日后为医，宜如黄帝之心，对待病人，亦如对待亲人一般。"可见，先生不仅自己善待病人，对学生亦注重医德培养。

先生精于内科，一生遵经重道，善用经方治病，是著名经方学家。1968年夏，一简阳中年男子，喘咳数年，遇寒即发，痰涎量多，清稀如水。在当地久治未愈，专来求方。先生诊后，疏小半夏加茯苓汤，方中竟用生半夏两许。笔者见而惊问："生半夏毒性甚烈，先生竟用两许，不患其毒乎？"先生答曰："半夏经矾水煮漂，毒性虽减，而药性大损，祛痰燥湿之效大减矣。今生半夏与生姜等量而用，恰制其毒，又经大火久煎，其毒更少，而药性尚存，何患之有？"余闻之如梦初醒，了然心中矣。之后，遂放胆使用生半夏治疗痰饮、呕吐等疾，非但疗效卓著，且无中毒之虑。

先生疏方，习用毛笔竖写。20世纪60年代，处方笺已改横书，然先生习惯竖书，乃将处方签倒过书写。其字迹刚劲有力，得其手书处方，犹得一幅上乘的书法佳品。

先生之针灸造诣极深，为传播古代独特的按时取穴针治疗方法，著《子午流注说难》，俾濒临失传之古代针术，得以保存，将深奥理论通俗讲解，读者易学易懂。并设计、绘制《子午流注环周图》，欲查某日某时，何穴所开，转动图盘，一目了然，俾古老之子午流注针术成为易于掌握之大众针法。1955年冬，先生以特邀代表身份，进京参加全国政协二次会议期间，将此图公开并敬献主席，受到主席嘉奖，称之为"神针"，于是神针之誉，迅驰海内。

子午流注、灵龟八法，悉为古代针术，其运用穴位，为五输穴或八脉交会穴，据病人脉象、体质、病情之殊，按时开穴进针，与辨证选穴并用，进针采取不同的深度与手法，进行治疗。此种针法，疗效优于一般针灸方法。20世纪60—70年代，手表尚未普及，有时穴开夜间，他便偕学生提着闹钟，去为病人针灸。

先生喜好诗词，所著《子午流注说难》中每个腧穴，均以诗词括其功效，读来朗朗上口，易于记诵。

后读唐玉枢之《回忆吴棹仙老师》，亦记叙先生遇喜庆之事、愤慨之事，或景色优美、心情舒畅，都要赋诗一首，以抒心志。如成都中医学院开办时，聘先生为医经教研组教师，旋又委以医经教研组主任，喜看为祖国培养后继人才的夙愿得以实现，乃赋《振兴中华医药》一首。

> 回思十载苦蕉窗，乐此三秋课锦江。
>
> 掘展岐黄有夙愿，不甘祖国逊他邦。
>
> 院中老李殖农李，池上长桑裔梓桑。
>
> 混混盈科看后进，放乎四海喜洋洋。

先生喜吟诗赋，人咸知晓，惟吟诗忘却时日，多未闻及。1975年腊月，笔者做客先生挚友、重庆药王陈席璋老先生家中。陈老曾对笔者讲过一则吴老趣事：民国三十年（1941年）夏，吴老在陈老开在重庆小龙坎正街的国泰药房坐堂。一日近午，来一中年，其父为先生熟人，家住白市驿，中年告谓"乃父患有腰痛宿疾，近年加重，行动不便，欲请先生往诊"。先生上午诊务繁忙，允午后方能成行。夏月午后，地热如蒸，遂候至太阳偏西，先生才带着弟子周渝生同行。小龙坎到白市驿三十余里，时无公路相通，更无汽车往来，去白市驿，须翻过歌乐山，再顺山而下，上下均系山路。天气炎热，他们走走歇歇，每见山色优美，便驻足吟诗一首，诗句初成，又反复推敲，因而行走缓慢，直到夜深人静，方越过山洞，到达凉风垭。凉风垭住有十余户人家，路边有一幺店，平时卖些豆花面食，方便过往行客，饥时进餐。是时幺店灯火通明，并传出叽里咕隆推磨之声。吴老谓渝生曰："天时尚早，豆花店尚未关门，在此歇歇再走。"二人席地而坐，冰凉石板，令人舒坦，高天朗月，伴随习习山风，更令吴老心情舒畅，顿时诗潮涌来，于是就以"月夜山风"为题，吟起诗来。无何，诗歌吟成，又与渝生字斟句酌，反复推敲，这时先生感到口渴，与渝生同去豆花店讨碗水喝，见店主正在推磨豆浆，便道："诸位真够忙碌，半夜尚未关店。"店主笑曰："我乃起床磨豆浆，做早堂豆花矣。"先生这才知道，已是次日凌晨了，忙叫渝生快快上路。后来吴老向陈老谈起此事，引得二人大笑不止。其恋诗之情，盖若此也。

陈老还谈及先生在国泰药房坐堂时，看病无论贫富，一视同仁。诊金多寡，概不计较，为使贫苦病人在付诊金时不因无钱或钱少而感到尴尬，每让病人将诊金用纸包好（药房包药的纸张）交付药房伙计，代为收管，待先生回家时，伙计打开纸包，取出诊金，交付先生。其仁心仁德，体恤贫病，昭然可见。

先生于 1976 年 9 月谢世，享年八十四岁。

郑怀贤疗伤贺老总

余在成都时，偶闻同学谈及郑怀贤先生早年轶事：20 世纪 50 年代中期，国家为发展体育事业，计划在成都办一所体育学院。1956 年冬，时任体育部长的贺龙元帅，亲临蓉城，确定建校地址。省市派人陪同前往，看过几处备选地址后，时已下午过半，贺元帅又顺便参观了古蜀国的"皇城"。从"皇城"出来时，天近黄昏。元帅不慎，脚踩小石，身失平衡，一个趔趄，左踝关节扭伤，疼痛难忍，迅速肿胀。随行人员急忙扶之上车，准备送至医院治疗。贺龙元帅说："不必去医院，快去请郑老，可迅速复原。"原来贺龙在战争年代手臂受伤，久治不愈，不时疼痛，后到北京，经一武术前辈荐郑怀贤为治，遂专往成都，求其疗伤。郑老嘱贺帅解衣展臂，查验伤情后，便进行治疗。因贺帅通晓武术，郑老便与贺帅闲聊武林掌故，以分散其注意，减轻疼痛。须臾之间，贺帅受伤之手，经郑老推拿捏摩，疼痛顿时消除，贺帅因知郑老医术。

省市陪同人员听元帅安排，一面吩咐随从即迎郑老，一面搀扶贺总上车，送回宾馆。元帅回到住处不久，郑老也被请来。郑老用手在其伤处捏按了一会儿，说："还好，只是错位。"遂用药酒在贺帅肿痛处轻轻揉按，然后左手猛拉，右手重按，"咔嚓"一声，贺帅即觉疼痛消失，脚可落地，室内行走，已觉自如。当晚郑老留宿宾馆，并与贺龙促膝长谈。贺帅对郑老说："郑老伤科医术，登峰造极，国内罕见，应当发扬光大。国家将在成都兴办一所体育学院，体育运动难免伤筋动骨，急需伤科医护人员，兴办一所骨伤医院。"言罢，贺帅便请他出山，组建一所骨伤医院。

有元帅的信任与支持，郑老自然信心百倍，老当益壮。经郑老等人的努力，一所新型的成都体育学院附属骨伤医院正式成立，郑老负责医院业务工作。为了报答党和国家对他的信任，他全身心地投入医院工作中，不但注重培养人才，还将从不外传的经验效方，全部献给医院。医院照方配制，用于各种伤科病症，其疗效十分显著。有的验方，如"麝香舒活灵"，还被制成中成药上市。此药疗效甚好，颇受广大群众喜爱。

说起郑老的接骨技术，确有绝招，人所不及。1973 年，余二舅父雷远驰先生（四川师范学院，现四川师范大学职员），曾向余讲过一则郑老疗伤故事：1968 年秋，四川师范学院一讲师，与外校篮球赛中，忽一球飞来，讲师接球不慎，右手拇指被球击伤，顿时疼痛剧烈。无法继续参赛而退场，虽经校医院外治处理，疼痛未减，拇指肿大。次日经某医院拍片检查，系右手拇指指骨骨折兼关节脱臼。凡骨伤医生皆知，拇指指关节脱臼，实难复位，况兼拇指骨折。半年间，凡有骨伤科之医院，讲师几乎走遍，未能治愈。自念右手将废，情急心躁，渴求得到郑老医治。可郑老当年是贺龙元帅亲点之将，时局动荡，贺龙受到迫害，株连郑老。郑老受到批斗、关押，早无人身自由，何谈行医治病。讲师疗伤心切，便找体院及附属医院的"造反派"头目商谈，未得应允。后由川师院领导出面，请得军管会斡旋，医院方才同意，由红卫兵押着郑老回到医院，为讲师接骨疗伤。余舅父陪同讲师，一同前往体院附属医院。讲师的拇指骨折、脱臼日久，筋肉与骨介交缠，挫开缝隙已生肉结，骨伤如何得以愈合？郑老先用麻醉敷药，俟其右手拇指肌肉筋骨麻木后，用一特制小锤，将讲师右手拇指断处，反复敲打，令交缠筋骨分离，然后手法复位，敷上药膏，包扎固定。当晚疼痛缓解，几次换药，肿消痛止，2 个月后活动自如。

此种情况，后来亦有人谈及，赛龙伤科医士贺茂昭（贺体安，二五先生之子）对肩肘关节脱臼，未能完全复位且局部出现畸形者，采用缓慢敲打，令其分离，重新复位方法。可见昔日伤科医生，多怀此术。

先生将在伤科上的宝贵经验，整理成《郑怀贤伤科秘方》一书，由四川人民出版社出版。余曾笔录此书，今选治疗新旧伤敷药效方数首（均经余临床用过，疗效甚佳），见先生用药之妙。

（一）新伤外敷药

1. 一号新伤药

组成：黄柏一两（30g），延胡索四钱（12g），血通四钱（12g），白芷三钱（9g），羌活三钱（9g），独活三钱（9g），血竭一钱（3g），木香三钱（9g）。

制法、用法：上药共研细末，用蜂蜜或开水调敷患处。每日一换。

功用：清热，消肿，止痛。

适用范围：一切新伤在1～2日，局部疼痛微肿，微痛，活动不利，不能着力者。

2. 二号新伤药

组成：黄柏一两（30g），大黄五钱（15g），羌活五钱（15g），独活五钱（15g），木香五钱（15g），木通三钱（9g），白芷五钱（15g），延胡索三钱（9g），红花三钱（9g），海桐皮三钱（9g），牛膝三钱（9g），川芎五钱（15g），檀香二钱（6g）。

制法、用法：上药共研细末，用蜂蜜或开水调敷患处。每日一换。

功用：消肿散瘀，活血通络。

适用范围：受伤1周左右，局部肿胀、疼痛，微发热，或上肢受伤后而致下肢发胀者。

3. 三号新伤药

组成：肉桂五钱（15g），白芷五钱（15g），骨碎补五钱（15g），地肤子五钱（15g），丁香一钱（3g），檀香一钱（3g），血竭一钱（3g），木香二钱（6g），乳香二钱（6g），没药二钱（6g），合欢皮二钱（6g），牛膝二钱（6g），川芎三钱（9g），海桐皮三钱（9g），血通三钱（9g），续断四钱（12g）。

制法、用法：上药共研细末，用蜂蜜或开水调敷患处。每日一换。

功用：通经活络，止痛消胀。

适用范围：用于伤后1周左右，局部胀硬疼痛，且发冷者。

（二）旧伤外敷药

一般关节受伤时，韧带大多也会受到损伤，经及时治疗，局部肿胀、疼痛虽得较快消退，但韧带的恢复比较缓慢，加之关节时常活动，必牵连韧带，影响其功能恢复。因此，治疗关节和韧带受伤，不能像接骨那样，把它固定一段时间，因为关节固定久了，会造成功能障碍；反之，活动过早，又会影响韧带恢复。因此，在临床上常有关节伤后数月，仍有疼痛及功能障碍的现象。治疗这类外伤，不能当作新伤治疗，而须攻逐寒湿，通经活血，用加强韧带弹性和健强韧带的药物来治疗。

1. 一号旧伤药

组成：续断五钱（15g），土鳖虫三钱（9g），儿茶三钱（9g），檀香二钱（6g），木香三钱（9g），二活（羌活、独活）各三钱（9g），血通三钱（9g），肉桂二钱（6g）。

制法、用法：以上九味，研为细末，瓶贮。用时取药粉适量，蜜水调匀，敷于患处。

功效：逐寒止痛，舒筋活络。

适用范围：各种关节受伤，数月后仍常酸痛，不能着力负重者。

2. 二号旧伤药

组成：续断一两（30g），龙骨五钱（15g），牛角炭五钱（15g），紫荆皮五钱（15g），萆薢四钱（12g），血竭二钱（6g），羌活三钱（9g），合欢皮三钱（9g），儿茶三钱（9g），白及四钱（12g），远志三钱（9g），自然铜一钱（3g），土鳖虫五钱（15g），骨碎补六钱（18g）。

制法、用法：上药共研为细末，瓶贮。用时取药粉适量，蜜水调匀，敷于患处。

功效：收缩过长韧带，强健筋膜。

适用范围：各种关节受伤日久，韧带松弛，不能支撑身体、承受重物，关节软而酸痛者。

李斯炽切脉知内伤

1968 年 4 月初，岳池县赛龙公社黄一才在与他人辩论中，语言激烈，互不相让，甚则污言秽语，不堪入耳，最终导致武斗。黄惨遭棍棒毒打，致胸痛咯血，腰痛如折，卧床半月方起。4 月下旬，黄一才随其他千余人避难成都。黄有中学同学唐涤垢（余堂弟），正就读成都中医学院。黄常去该院，与涤垢聚会，渐知中医学院名医荟萃，欲求学院名医为其疗伤，然仓皇而出，流落外地，身无分文，吃住尚可凑合，至于疗伤，却乏资金。涤垢虽知其难，然囊中羞涩，无力资助。盖当年大学，学生免费吃住，每当开学，家中父母仅给少许钱财，缴纳书籍费用、购买洗漱用品外，囊中已空。平时家中，从不汇去"零花钱"。涤垢每见一才病痛缠身，心生同情，便将一才带去学院医务室，顶冒涤垢之名挂号诊病（学生只需交 5 分钱挂号费，药费全免）。恰逢时局动荡，李院长闲着无事，常在医务室为学生看病。

李院长，斯炽先生，成都人。早年毕业于四川高等师范学校理化部，成绩优秀而留校任教。授课之余，李院长喜阅医籍，不想竟迷上中医，于是弃教从医，师从成都名医董稚庵先生。李潜心钻研中医古籍及各家著述，造诣极深。后以医为业，治验颇多，并在成都创办中医学校，培养中医人才。新中国成立后，曾任四川医学院中医系主任，1956 年成都中医学院成立，李斯炽先生被任命为该院院长。

李院长切罢一才之脉搏，乃问黄："你胸背腰脊可有疼痛？"答曰："几处正痛。"李院长曰："是近期斗殴，受了内伤。"一才低头不语，涤垢代其回答。院长便叫涤垢，把手切按一才脉搏，教其如何识别内伤之脉，并语重心长地对二人说："年轻人将心思放在学习上，不可去参加武斗。"二人连声"诺，诺。"于是开了"内伤丸"二十一枚，每次一枚，日三服，连服七日。此后疼痛消除，至今未曾复发。

笔者在成都中医学院跟师时，还听同学言及，李院长曾为某老将军诊病一事。此将军年逾半百，一日生病，求治李老。李老诊罢六脉，谓将军曰："从脉象看，将军肺部似有损伤。"将军即答："院长真乃神医。战争年代，余曾右胸负伤，手术时右肺切除部分。"

李老仅凭三根指头，便能诊断出黄一才之内伤疼痛，及将军肺部损伤，其脉诊之精湛，不知可有传人？

陈席璋被誉为"药王"

陈席璋（1892—1977年），清光绪十八年生于重庆巴县白市驿，为巴蜀名医吴棹仙同庚同窗契友。吴老为川内名医，陈老为"重庆药王"。

陈老系余妹丈喻家善之外祖。1975年岁末，陈老夫妇喜回故乡，住白市驿长女陈淑慎家中，陈淑慎即妹丈之二姨。陈老回乡，欲与诸多晚辈欢度春节。姨母遂遍邀戚人来与外祖团聚。适余在妹丈家中，一并邀之，因有拜识陈老之缘。

见到陈老，余随妹丈亦尊陈老为"外公"。老人鹤发童颜，慈眉善目，蓄有长髯。闻余亦呼"外公"，老人颇为高兴。经妹丈介绍，陈老知余事医，

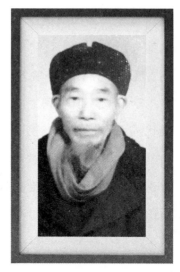

陈席璋先生

话因增多，除午餐外，皆与陈老围炉长谈，真可谓交浅言深。陈老颇为关心后代，嘱余：医生需谙药性，药物需辨真伪，入煎需懂炮制，并逐一详告知。随后又谈及自己身世，从其拜师为徒，到创业开店；从药材鉴别，到成药制作；娓娓道来，引人入胜。许多故事，发人深省。聆听教诲，受益良多。

陈老幼年入塾，年未弱冠便师从重庆药帮前辈许健安先生，学习中药性味、功用、鉴别、炮制、保存、经营以及膏丹丸散等剂型的制作技术。陈老秉性聪慧，勤奋好学，为人诚实，敬师如父，因得许先生格外垂青，尽得先生中药炮制、成药制作秘传。

清光绪末年（1908年），许先生在重庆储奇门鱼市口创办桐君阁熟药房，陈老已在许先生门下为徒。药房前为药铺，对外配方，销售成药，批发饮片；后为作坊，用于中药炮制及制作膏丹丸散各式成药。谚云"一个好汉三个帮"，许先生虽为药帮能人，亦需众人拾柴方能火焰升腾。开业之初，便聘来曾会嘉先生，作为桐君阁掌柜。曾先生为药业行家里手，无论药材鉴伪、道地辨识、炮制法度、饮片收藏保管、成药制作工序，无不如数家珍，行内人士惟有赞叹，无人企及，因被重庆药帮尊为"曾爷"。曾爷本在重庆汇川永大药房任职，因与许健安素有交谊。许创业在即，再三相邀，盛情难却，曾爷乃辞去汇川永之职，来就新任。于是，陈老便有向曾爷学习药业之机。

桐君阁创办之先，重庆已有大小药号、药栈三百余家，药行竞争已很激烈。为使新开药房，能首战告捷，旗开得胜，除店铺修缮一新外，门侧还挂烫金牌匾"修合虽无人见，存心自有天知"，旨在向世人表白：本店诚信经营，不违良心。开张之前，曾爷又布告全城：店中"南北道地药材，胶燕参茸一应俱全，开张三日，所有品类，无论价值贵贱，数量多寡，悉以半价出售"。告示一出，病家药商，争相购买。凡来店中购药者，无不高兴而来，满意而去，自早至晚，人流不断。东家掌柜，皆大欢喜。

桐君阁开张，便顾客盈门，开市大发，引得商家羡慕，亦有见其商号规模宏大，生意连日兴隆，而生嫉妒者。开张不久，来一体面客人，递上一张处方。柜台伙计一看药方，惊得目瞪口呆，忙将处方递给柜台领班。领班一瞧，依然傻眼。原来处方诸药，店中尚缺一药，若告知客人"方中之药，难配齐全"，有悖布告"一应俱全"之承诺。于是走进内室，请示曾爷，曾爷一看处方，

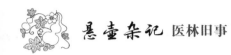

便心知肚明，此必师兄故意刁难。便随领班来到前厅，笑谓客人曰："这位先生，方中之药，一味不缺，只是价格高昂，苟不吝财，可照方配齐。"

来人一听方药齐全，便按药店算价，付了银两。曾爷吩咐伙计："看茶陪客。"

原来药方之中，有"新鲜人脑髓一付"。曾爷明白对方用意：看你店中，如何能配上这新鲜人脑髓。曾爷头脑何其精明，暗道："师兄啊，吾知兄意，欲令小弟当场出丑。兄这难题，焉能难之于我！"随进里屋，唤来学徒，吩咐去到街上，寻一少年乞丐，带入后堂，令其沐浴更衣，赐以美食，再赏银两，然后令乞丐，随曾爷来至药店前堂。谓来客人曰："此人年纪轻轻，气血旺盛，脑腔髓满，并已沐浴更衣，若本店为尔开脑取髓，带回家中，便不鲜矣，故将此人当面交割，先生带回家中，现用现取，方为新鲜。"来客一听，惊得目瞪口呆，半晌无言以对。怎敢领个活人回家，杀头取髓？只得弃药而去。原欲难为曾爷，闹点笑话，羞辱一番，孰知反被曾爷将了一军。

随后陈老叹曰："经商不仅讲究诚信，亦当随机应变，才能避免损失，立于不败之地。"

许曾二人，乃药业才俊，联手桐君阁，打造新天地，既营销中药饮片，又加工成品中药。陈老便是在良师益友的环境里，逐渐成长起来的重庆药王。先师去后，陈老牢记"修合虽无人见，存心自有天知""品贵不减料，制繁不减工"的师训，一生抱诚守真，虔诚自律，精选道地药材，精心炮制，精心制药。

陈老告谓吾辈：人生于世，当奋斗不息，勤于思考，善于观察，紧跟社会发展，洞察市场变化，及时研制新药，才能抢占市场，生意兴隆。还将昔日推出银花露、荷叶露之经过，言告吾侪。

盖重庆夏季炎热，素有火炉城市之称。每到夏日，疮疡、中暑层出不穷，陈老有鉴于此，便将忍冬藤、荷叶，制成金银花露、荷叶露，用以清热消暑。一经投放市场，市民抢购，供不应求，虽仅薄利，收入亦丰。又忆抗战时期，数十万"下江人"，避难入川。"下江"非比四川闭塞，开化较早，城市女性，身着旗袍，脚穿高跟，招摇过市，身教渝人。重庆女性，紧步后尘，即使严冬，亦露腿脚，以显时髦。陈老见之，便知当年冬季，冻疮必多。遂用炮制鹿茸所弃之边角，作为原料，加工成冻疮膏，变废为宝。鹿茸温阳散寒，生肌长肉，乃冻疮对症良药，此药一经面市，甚是畅销。陈老对市场的观察与预测，于此可见一斑。

　　陈老对民俗中的黄道、黑道宜忌，颇不置信。亦谓吾辈曰：昔日与数人合伙，创办光华大药房，选址重庆大梁子。诸事就绪，惟定开张日期。时正农历冬月中旬，股东齐聚，商定时日。忽有股东告知：前日已请阴阳大师，测得一黄道吉日，定在次年新春之后某日。陈老听后，谓众人曰："做生意，放着钱不赚，偏要坐等两月，岂是商人所为？"遂力排众议，将开张之日，当即定于冬月二十三日。股东皆谓："此为月忌之日，诸事不宜，怎能用于开张？"陈曰："药房吾占大股，尚且不惧，汝等何畏之有？"众虽疑虑，心中忐忑，无奈占股甚少，只得听命。

　　开张之日，陈老请来报社记者、各界代表、社会名流、袍哥大爷出席开张剪彩。参加人员，或送花篮，或赠条幅，花篮沿街摆放，条幅横街悬挂。致使整条街道万紫千红，绵延不绝。是日，陈老还请来两堂锣鼓，安坐二楼，嘱其自早至晚轮番吹打，不令暂息。市民闻其锣鼓喧天，不免前往张望，顿时街道人头攒动，川流不息。经此一番热闹，光华药房，全城皆知。药店门庭若市，账房日进斗金，股东皆大欢喜。是时天寒地冻，瓦结冰霜，锣鼓手连坐七天，均感手足僵冷，欲生冻疮，乃谓陈老曰："陈胡子，求您放过我等，手足冷冻，遭不住了。"盖陈老中年便蓄胡须，以致友人常以"陈胡子"相称。陈老笑道："善哉，善哉！劳慰，劳慰！光华名声，全奈诸君打响！"吩咐账房：另加两成结其柴薪。自此光华药房，满城皆知。生意蒸蒸日上，店铺逐日兴隆。于此可见陈老，对事业之成功，所信者，乃是艰辛之付出、百倍之努力，于黄道吉日，并不迷信。

　　经过数年努力，药房规模不断扩大，先后在重庆沙坪坝、小龙坎、储奇门、

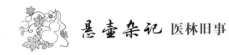

千厮门、上清寺，以及万县、涪陵、宜宾、泸州、合川、永川等地开设分号。

1951年，光华药房并入桐君阁，成立"重庆桐君阁制药厂"，药厂在陈老等人的带领下，声誉鹊起，产品从百余种发展到二百余种，品种齐全，剂型多样，诸如膏丹丸散酒露，内服外用，悉有生产；涵盖内、外、妇、儿、骨伤用药。产品畅销全国，远销东南亚。

陈老一生，酌古创新，为桐君阁研制许多有效的中成药，又据清宫廷秘方，研制出"雄师丸""嫦娥加丽丸"，为中药事业的创新与发展，厥功至伟。

陈老私下尝授余一方，其方以马钱子、枳壳为主，配合脆蛇等八味组成，起名"跳骨丹"。各药按比例，制成丸药，重约一钱（3g），每服一丸，白酒化开，服后卧床，移时身抖肉颤，骨酥身软，断骨自行跳动吻合，不劳医生动手复位。待其断骨吻合，再用夹板固定。患者只需静养，折骨倍速愈合。运用此丹接骨，疗程缩短，痛苦减轻。优点虽多，惟其中毒剂量，与起效剂量临近，剂量难以掌握，至今未敢贸然内服，仅作伤科外用。

1963年，陈老参编《中国药典》，主持中成药制剂部分的编撰工作。后陈老被选为四川省及重庆市政协委员。1977年10月，陈老病逝于家中，享年八十有五。

1988年，中国农工民主党重庆市委创建重庆时珍阁医药科技开发公司，聘请陈老哲嗣明友先生，以技术入股，主持公司业务工作。明友先生遂克绍箕裘，恪守乃父旧制，经营中药，销售饮片，并制成药。公司后又扩展为重庆市时珍阁实业（集团）有限公司。

文琢之"四清"到岳池

文琢之先生，射洪人，作者之外科业师，生于清宣统三年（1911年）。先生秉性聪颖，敏而好学，然幼年家贫多病，年十岁，被送入寺中，师从四川方外名士释灵溪大师，释氏精内外各科，并善制各种疗效灵验之膏丹丸散。释氏之师天映和尚，系满族人，曾官至将军，后弃官出家，在成都文殊院受戒，精于骨外科，曾应召入宫，为慈禧太后治疗背痈，瘥而名扬海内。释灵溪大师为其高徒。琢之先生入室学业八年，跟随释氏学习内外病症治疗经验，及各种膏丹丸散制作技术。民国十四年（1925 年），先生年方十五，即悬壶成都，治验颇多。稍后考入成都中医学校深造，同时师事蜀中名医冯尚忠先生，学习脉学，尔后医术更精而蜚声川内。青年时代，先生即立志献身中医事业。新中国成立前，先生积极创办中医刊物及中医学校。1957 年被调入成都中医学院持教与医疗。

1965 年 10 月，文老随四川省委"社教"工作团，来到岳池，先后在顾县、苟角、罗渡、坪滩、西板、镇裕等公社，开展巡回医疗。文老工作十分负责，关心群众的疾苦，不但为基层广大群众诊病疗伤，还亲临病家了解病情。

此外，先生每到一处，即为当地医务人员培训，提高其诊疗技术、业务水平。基层巡诊数月，见农村患关节疼痛者甚多，遂将自己治疗痹症经验，撰写成文，无私传授给当地医务人员。

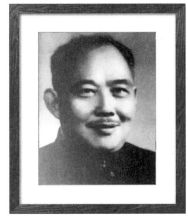

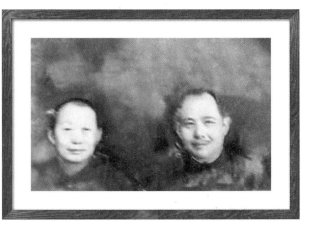

文琢之先生　　　　　　杨景成先生与文琢之先生合影

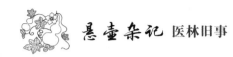

1966 年 3 月 12 日，文老在岳池县镇裕公社卫生院，为坪滩片区百余名医务人员，做了题为《痹证辨治》的学术讲座（讲稿附后）。当年春季麻疹流行，不少青年医生，对麻疹的辨治缺少经验，致使一些患儿死于误治。文老见而痛心，遂于同年 5 月 20 日，在西板公社卫生院，做了题为"麻疹辨证施治提纲"的讲座。先生不愧为中医教育大家，讲座深入浅出，简明扼要，既讲理论，又联系临床，突出实用。与会者无不受益，深得基层医务人员的欢迎与赞许。先生还向岳池医界同仁介绍了一些秘传验方，如治疗疗疽发背、无名肿毒、风寒湿痹、口眼㖞斜、半身不遂的"定海神针"；用于伤科的少林接指丹、神效菩提散；专治淋巴结核的猫爪草，对岳池中医师诊疗水平的提高起到了一定的促进作用。先生讲稿，均未发表，悉为杨景成先生所收存。1967 年春，余从杨景成先生处获此三篇讲稿，现将《痹证辨治提纲》《猫爪草：治疗淋巴结核特效药》整理附后，以飨同好。麻疹几已绝迹，故《麻疹辨证施治提纲》，不予录入。

如此关心病人，热情扶持基层医务人员的著名老中医，在岳池"社教"期间，县医院一常向文老请教的学徒，竟然贴出一张大字报，攻击文老，对于这些莫须有的指责，文老只是一笑置之。1966 年 7 月，岳池"社教"结束，文老随工作团回到成都。后来，这位曾利用大字报污蔑攻击文老的学徒，被撵出岳池，流落成都，生活颠沛，举目无亲，竟还厚着颜面去找文老求助。文老非但未曾责难，还慷慨解囊，资助钱粮。学徒顿时感动得痛哭流涕，文老反而还安慰她。先生便是如此心胸宽怀的长者。

文老医术精湛，医治了不少大病顽症、癌症肿瘤。1968 年，笔者在先生门下学习外科。7 月中旬，有一简阳老妪，右乳患癌，在当地治疗几年，病情有增无减。右侧乳房溃烂延及腋下，溃口几可容掌，脓水淋漓，胬肉外翻，腐臭逼人。经先生治疗月余，终获痊愈。20 世纪 80 年代，岳池中和学生唐万里左侧颈部生一肿瘤，迅速增大，以致影响吞咽，先后经重庆外科医院、肿瘤医院、西南医院检查，均诊为"原发性甲状腺肿瘤"，劝其手术，并谓非手术切除不能愈。病人畏惧开刀，不肯手术，后闻文老善治肿瘤，专诣求治，经五次诊疗，服药三十余剂，遂获痊愈。迄今三十余年，未见复发。其治疗经过，余整理附后。

先生研制的方药，多有奇验，畅销于国内之"消核片"，曾获四川省科技成果二等奖，乃先生多年之秘方。此方功能软坚散结，行气活血，豁痰解郁，适用于一切积聚包块，除为治疗乳房小叶增生良药外，对甲状腺瘤、瘰疬、纤维瘤、脂肪瘤以及恶性肿瘤初期，均有一定疗效。此外又将古秘方"中九丸""大乘丹"之组方制法也一一破解。20世纪60年代中期，文老将自己习用效方，公开出来，油印成册，名曰《文琢之外科经验方》，赠送给学生及医界朋友，当年我也获赠一本。1982年，文老门生艾儒棣，在此基础上，收入文老昔日发表之论文，汇集为《文琢之中医外科经验集》，由科学技术文献出版社重庆分社出版，使先生学术经验得以流传。先生早年尚有《霍乱集粹》《药物辟谬》《医林人物剪影》《医学心悟注释》等著作面世。其他短篇论文甚多，散见于国内医药报刊。

附一：痹证辨治提纲（经验交流）

痹证俗呼"风湿痛""关节炎"之类疾病。这个证候在农村发病率很高，据我下乡四个多月的实际观察，痹证、喘咳、胃痛，这三种病，是流行最广，染患最多的疾患。其中喘咳常见于冬季，痹痛与胃痛则四季皆有，而痹证的发病率，较胃痛为高，所以今天与同志们，共同探讨痹痛这一证候。

下面分为概述、病因病机、辨证、治疗法则四项来谈。最后附我院老中医戴云波老师以及我治疗痹证，选方用药的点滴经验，作一梗概介绍，供同志们参考。

1. 痹证

【概述】痹，指阻塞闭滞不通的意思，痹证是风寒湿邪，侵袭人体经络，致使气血循行阻滞，出现肢体疼痛、麻木、关节屈伸不利的病症。由于这三种邪气，侵袭人体，非均匀合而杂至，有的偏轻，有的偏重，所以大体说来，痹证就有风痹、寒痹、湿痹之分了。风痹又称行痹，是感受风邪偏重，症见筋骨关节疼痛，游走不定。寒痹又名痛痹，是感受寒邪偏重，症见筋骨关节疼痛，遇冷痛势更剧。湿痹又名着痹，是感受湿邪偏重，症见筋骨关节或肌肉疼痛不移，其痛酸麻重着。这三种证候，为痹证的主要证候，其他还有皮痹、脉痹、肌痹、筋痹、骨痹、周痹以及脏腑之痹，如心痹、肺痹、肝痹、心包痹、三焦痹，都是痹病深入脏腑或血脉的一类证候。至于治疗，又当判别证候虚实寒热，立法选方，才易奏效。论其治法，大抵行痹以散风为主，佐以散寒除湿，并需参以补血之品，所谓"治风先治血，血行风自灭"。治痛痹，以散寒为主，佐以疏风燥湿，参以补火之剂，所谓"热则流通""寒则凝塞""通则不痛""痛则不通"。治疗着痹，以燥湿为主，佐以祛风散寒，参以补脾之剂，盖土旺则能胜湿，气足自无顽麻。其他有手指、足趾红肿疼痛者，名历节风。其痛剧烈者，名曰白虎历节风，言其来势如猛虎之咬伤。其辨证施治，当本痹证。而痹证日久，体虚易兼痿证，痿痹协同，影响心脏，又易转成痼疾，而成类风湿或虚损证候，甚而影响生命，故治痹证当及早施治为佳。

【病因病机】人体营卫先虚，腠理不密，卫外不固，是引发痹证的内因。风寒湿邪，因其体虚，侵袭人体，深入经络，停留关节，致使经络凝滞，关节不利，气血不能宣通，出现痹痛。由于风寒湿三邪结合，其性属阴，故在寒冷季节和气候明显变化时，易见疼痛加剧或复发。又痹痛也有仅在四肢，或单在上肢，或单在下肢，或一臂，或一腿的，又当辨别施治，如偏在上肢，手臂疼痛，多由于感受寒凉，一般多偏重于外侧，手三阳经部位，且肩胛处最易受凉，痛时多由肩部向肘下移，不能抬举，也不能向后弯曲。偏在下肢股胫疼痛的，发病常因坐卧阴冷潮湿之地，故多偏于寒湿，疼痛部位以髋关节和膝部为重，或牵引腰部亦痛，并伴有畏冷喜温，及沉重感觉。这里需强调的是，痹痛虽由风寒湿三邪混合发病，但三邪中于人身，各有偏盛，应当辨别，疼痛剧烈而固定不移的，偏重于寒；痛而沉重麻木的，偏重于湿；痛而游走不定的，偏重于风。以寒为凝滞阴邪，湿为重浊之邪，风性善行之故，至于其他，以脏腑分类和周痹、冷痹、热痹，均为痹痛变化之候，不在今天讨论范畴。

【辨证】凡疾病由外传里者难治，自里向外透达者易治；元气虚者难治，元气充实者易治，痹证也是如此。如痹痛在筋骨，是受邪部位较深，疼痛较厉害，治疗也比较困难。如痹痛在皮肤、脉络、肌肉，其病位在肌表，治疗较容易。若痹痛日久不愈，又重复感受风寒湿邪，邪气就由表入里，深入脏腑，若再兼患者中气虚弱，缺乏抵抗外邪能力，邪气就会越陷越深，治疗则更加困难，甚至有生命危险之虞。若患者平素元气充实，邪气虽然入里，但由于脏气充沛，抵抗力强，不受邪气所害，再用药力推动，邪气不难外透，很快就可痊愈。

【治疗法则】治疗痹证不论是行痹、痛痹，还是着痹，都应该先辨别患者体质虚实。

（1）体质虚弱者：可用小续命汤加减治之。

常用药：防风、桂枝、麻黄、杏仁、川芎、白芍、党参、黄芩、防己、附片、干姜、甘草、大枣。

按：形气俱虚，又复外感风邪，注于经络者，本方用之均效。方中麻黄、杏仁，解表宣肺；桂枝、白芍，调和营卫以祛风；因气血不足，而用参、草补气；川芎养血，防风祛风，防己利湿，附子散寒，黄芩清热。行痹加重防风，寒痹加重附子，湿甚加重防己，汗多去麻黄。服后大便溏泄，为湿邪已下行，可去防己。寒甚者，去黄芩而重用干姜，内有热者，除去附片加石膏。

（2）体不虚者：方用加味五痹汤（五痹，即皮痹、脉痹、肌痹、筋痹、骨痹）。

常用药：麻黄、桂枝、红花、白芷、葛根、附片、虎骨、羚羊角、黄芪、防风、防己、羌活、甘草。

按：方中羌活、防风，祛风散寒；麻黄、附子，助阳散寒；防己利湿，红花活血，桂枝、黄芪，益气而温通经脉，虎骨补肾而壮筋骨，白芷散肌肤之风邪，葛根生津解肌，羚羊角清肝而养筋，甘草调和诸药。全方具有祛风散寒，解肌利湿，和血养筋，益肾健骨等功效。若用治行痹，当以羌活、防风祛风散邪为主；治疗痛痹，当以麻黄、附子，温阳散寒为主；治疗着痹，当以防己、羌活，行气利湿为主。

（3）体虚邪入者：若痹痛日久，身体已虚，外邪深入，营卫气血俱虚之病人，以三痹汤治之。

常用药：党参、黄芪、茯苓、甘草、当归、白芍、生地黄、杜仲、牛膝、续断、桂心、细辛、秦艽、独活、防风、生姜、大枣。

按：本方即十全大补汤去白术，加牛膝、秦艽、续断、杜仲、细辛、独活、防风。方中以四君、黄芪，益气健脾，去白术者，防其滞脾；四物补血和血；杜仲、续断、牛膝，补益肝肾；防风、独活、秦艽，祛风止痛；肉桂、细辛，散寒止痛；茯苓用于方中，既能健脾，又可除湿。全方为养血、补气、固本，与祛风、散寒、除湿，同用之法。

（4）肝肾俱虚者：用独活寄生汤，即三痹汤去黄芪、续断，加桑寄生。又，《医宗金鉴》用木通汤加味治痹痛，颇为有效，特介绍如下。

木通二两（60g），河水二碗，煎成一碗，热服取汗，不愈再服。

按：木通味辛性平，有除湿、行气、祛风、通利血脉之功。用河水煎药者，取其流动不息，以促气血畅通。如系行痹，加羌活、防风；痛痹有汗者，加附片，无汗加麻黄，以发越阳气而散寒邪；着痹加防己，以利湿行水。

（5）日久不愈者：有下列三因，当从其症而施治。

血虚：用当归、川芎，佐以逐瘀温通，加桃仁、肉桂、威灵仙。

血热：用赤芍、生地黄，病在上者，加羌活、桑枝、威灵仙，病在下者加牛膝、防己、黄柏。

湿痰挟瘀入络：用乌头、附子，驱逐痰湿，壮气行经。便秘者用大黄以除燥热壅滞。

以上用药,均需顾及气血,因痹痛过久,往往化热,暗耗气血,故当酌情处理。

上面介绍的,为古人治疗痹痛大法,但在临床处理时,又当因时、因地、因人而定,不可拘泥于一方一法。

2. 戴云波先生治验

下面介绍成都中医学院附属医院,八旬老中医戴云波先生,治疗痹痛经验。

戴老治疗痹证,分为两大类,组合两个基础方,随症加减。

(1)风寒型:以《金匮》乌头汤、乌头桂枝汤、麻黄附子细辛汤,三方融合提取。

药用:制川乌、制附片、麻黄、细辛、桂枝、干姜、甘草、蜂蜜八味组成基础方,命名为乌附麻辛桂姜汤,再随症加减。

(2)风盛者:治以祛风通络,佐以散寒利湿。上方去附片,加荆芥、薄荷、防风、独活、秦艽、威灵仙之类。

(3)寒盛者:散寒温阳,佐以祛风除湿,加肉桂、鹿角片、吴茱萸等。

(4)湿盛者:利湿健脾,佐以祛风散寒,加薏苡仁、茯苓皮、五加皮、海桐皮、大腹皮、草薢,甚至加五皮饮。

戴老临床用方,既有规律可循,又活泼而不呆滞。①如病在头顶,加柴胡、葛根、藁本、羌活、白芷、苍耳之类;②病在腰背,加杜仲、续断、狗脊、桑寄生、独活、淫羊藿、鹿角霜之类;③病在两胁,加柴胡、郁金、旋覆花之类;④病在上肢,加羌活、姜黄、桑枝之类;⑤病在下肢,加独活、怀牛膝、千年健之类;⑥若血瘀或久病入络,则加苏木、桃仁、红花、甲珠、鸡血藤等;⑦痛甚者,加乳香、没药;⑧关节肿甚者,加海桐皮、五加皮、鸡血藤、石楠藤、丝瓜络、寻骨风、草薢之类;⑨若气血虚者,加黄芪、当归。

(5)湿热型:治以清热除湿,佐以通络为主,方用薏苡竹叶散加制川乌为基本方。药用薏苡仁、竹叶、滑石、木通、连翘、茯苓皮、制川乌。命名为川乌薏苡竹叶散。①若兼寒湿，则加附片、细辛、五加皮、苍耳子、海风藤、丝瓜藤。②若兼寒湿而肢节肿痛，全身浮肿，腹部胀满，则仿乌附麻辛桂姜草汤，去甘草，加大腹皮、陈皮、五加皮、海桐皮、荆芥、薄荷、杏仁等品。

3. 笔者治验：临床治痹常用方法概述

笔者治疗痹证，通用药以秦艽、威灵仙、续断、防己、防风、五加皮、海桐皮为主药，组成基本方。取其不寒不热，不滋不燥，随症加减。

（1）寒重者，加附片、细辛，甚者再加干姜、肉桂、麻黄之类。

（2）风寒俱甚，除加上药外，再加制川乌，或制草乌之类。

（3）风重者，加白附子、制川乌、乌梢蛇之类。

（4）痹痛化热者，加银花藤、鸡血藤、赤芍之类。

（5）血瘀气滞者，加当归尾、桃仁、红花、地龙、川芎、木香、香附之类。

（6）血虚气滞者，加当归、黄芪、木香、木通之类。

（7）关节痉挛者，加蜈蚣、全蝎之类。

（8）风湿流于关节者，加龟甲、红花、地龙、石凤丹、走马胎之类。

（9）湿甚者，重用防己、海风藤，并加薏苡仁、石楠藤、木通之类。

（10）经络抽搐者，加伸筋草、舒筋草、木瓜、薏苡仁之类；甚者加制马钱子三分。

（11）肢体浮肿者，佐以五皮饮。

（12）关节变形，如类风湿，加补骨脂、松节、制马钱子、蜈蚣、全蝎、乌梢蛇、除风草、石楠藤、巴戟天、红花、木香、乌附子之类。

（13）历节风，加桂枝或桑枝、松节、蜈蚣、郁金、狗脊之类。

（14）气血俱虚，而风湿不甚者，配合独活寄生汤加减。

（15）肾虚者，加补骨脂、巴戟天之类。

（16）病在上肢者，加桂枝或桑枝、羌活之类。

（17）病在下肢者，加牛膝、薏苡仁、独活之类。

（18）病在经络者，加石楠藤、海风藤、丝瓜络之类。

（19）病在肌肉者，加千年健、薏苡仁、怀山药、茯苓之类。

（20）病在背脊者，加狗脊、蜈蚣、鹿角之类。

（21）病在骨者，加寻骨风或二乌之类。

（22）病在腰者，加杜仲、续断、狗脊、补骨脂之类。

（23）瘀血阻滞严重者，配合抵当汤丸。

（24）痛甚者，加木香、红花、乳香、没药、郁金、延胡索之类。

（25）兼痿躄者，加淫羊藿、当归、熟地黄、虎骨、豹骨、猴骨、狗骨、黄芪、菟丝子之类。

（26）尿少或淋涩不畅者，加五加皮、海金沙、金钱草之类。

附二：猫爪草，治疗瘰疬（淋巴结核）特效药

猫爪草治疗瘰疬，收效甚速，临床观察，治愈时间多为2～3个月，勿论初期中期，或溃烂年久，只要树立信心，坚持服药，均可获愈。

服法与用量：猫爪草生药四两（120g，干品减半），加水一碗，大火煮沸后，转为文火，煎煮30分钟，滤渣取药汁约200ml，兑入黄酒或糯米酒二至四两为引（不能用白酒），睡前温服。次日早上，再将药渣煎服一次（空腹服下，不再加酒），此为一剂。连服四剂，为一个疗程。停药3～5日，如法服第2个疗程。三至五个疗程即可获愈。老弱儿童用量酌减。

配伍：年老体虚，或久病体弱者，可配服八珍汤或益气养荣汤（即八珍汤加黄芪、柴胡、香附、桔梗、浙贝母、陈皮），补血益气，疗效益佳。

服药反应及禁忌：病程久远者，服药后或有红肿疼痛现象，数日即可消散，部分患者，服后流脓增多，此为药物逐脓外排现象，数日后脓液渐净，疮口生肌自愈。此药有保护性抑制作用，故服后有嗜睡现象，不碍身体健康。

服药期间，应避免情绪急躁，生气发怒，应保持精神愉快，忌食母猪肉、鹅肉、南瓜、马齿苋等发物，并忌房事。

猫爪草，又名猫抓草，其根形似百合而小，颗粒为 2～3cm，质坚硬，色黄褐，六七粒合为一束，形似猫爪故名，为多年生草本植物，药用其根（鳞茎）。本品全国各地均产，以河南产量为多，我省川东地区所产者，鳞茎较大，功效更好。

猫爪草味苦性寒，能清热解毒，散结化痰，除治瘰疬（淋巴结核）效佳外，还可用治疔疮、毒蛇咬伤，并可消积聚、化癌肿等。下面介绍两方。

方一组成：猫爪草一两（30g），苦荞头一两（30g）。水煎二次，取汁和匀，分五次温服。

主治：肝硬化，腹部有包块者，或宿食积聚。

方二组成：猫爪草一两（30g），一支箭一两（30g），韭菜根一两（30g），金刚藤五钱（15g），慈菇（荸荠）皮五钱（15g），猪杀口肉四两（120g）。共炖至肉烂，分六次服食药汁及猪肉。

主治：远近瘰疬，胃癌。

附三：文老治唐万里原发性甲状腺瘤案

唐万里，男，17 岁，学生，住四川岳池中和镇。

患者于 1988 年 5 月底，左侧颈部无故出现肿大，并迅速扩散，至 6 月下旬，肿块明显纵向凸起，面积约为 3cm×2cm，高约 3cm，压迫食管，以致进食吞咽受限。7 月 2 日，其父带领患者去重庆西南医院求治，经钡剂透视、同位素扫描及超声检查，诊为"原发性甲状腺瘤"，劝其手术切除。患者父亲怀疑诊断有误，又去肿瘤医院、外科医院复查，并经活检，结论与前一致。肿瘤医院仍建议手术治疗，其父仍顾虑重重，恐手术带来后遗症，乃带儿回家，商治于余。患者父亲系我初中老师，为求稳妥速效，遂荐往文琢之先生治疗。7 月 14 日，患者父子，乃去成都中医学院附院，求治文老，并请患者父亲，将文老治疗过程，摘录带回，整理于下。

1988 年 7 月 16 日初诊。

重庆某医院检查：患者左颈部肿大，面积约 3.5cm×2cm，按之质硬，表面光滑均匀，无压痛，肿块随吞咽上下移动，右侧颈部不肿大。血压 110/70mmHg，心率每分钟 104 次，律齐。

脉象弦数，舌红苔薄白。

辨证：瘿瘤。

治法：软坚散结，清热消痰。

处方：玄参 15g，牡蛎 15g，丹参 12g，野菊花 15g，浙贝母 12g，桔梗 10g，杏仁 10g，半枝莲 20g，白花蛇舌草 20g，木香 10g，京半夏 10g，怀山药 10g，远志 6g，淡海藻 10g，淡昆布 10g，甘草 3g。水煎温服。6 剂。每日 1 剂。

7 月 23 日二诊。

服完 6 剂，肿块如故，上方加减再进。

处方：郁金 20g，玄参 15g，牡蛎粉 15g，淡海藻 15g，淡昆布 15g，京半夏 10g，木香 10g，丹参 12g，半枝莲 20g，白花蛇舌草 20g，夏枯草 20g，甘草 3g。水煎温服。6 剂。

7 月 30 日三诊。

上方服完 2 剂，肿块迅速缩小。进食咽喉已不梗阻。惟食欲、消化欠佳，胃脘觉胀，脉弦稍数，舌红苔薄白。

处方：厚朴 12g，玄参 15g，淡海藻 15g，淡昆布 15g，桔梗 10g，远志 6g，木香 10g，建曲 10g，陈皮 10g，浙贝母（打碎）10g，川牛膝 10g，半枝莲 20g，白花蛇舌草 15g，甘草 3g。水煎温服。6 剂。

8 月 6 日四诊。

肿块缩至长约 1cm，宽约 2cm，高 0.5cm。脉弦不数，舌红苔薄白。上方

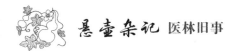

加减再进。

处方：玄参 15g，淡海藻 15g，淡昆布 15g，桔梗 10g，远志 6g，木香 10g，京半夏 10g，陈皮 10g，浙贝母（打碎）15g，川牛膝 10g，郁金 15g，半枝莲 20g，白花蛇舌草 15g，夏枯草 20g，甘草 3g。水煎温服。8 剂。

8 月 16 日五诊。

肿块消散，左颈仅可扪及指头大一小块尚未消散，余无所苦。

处方：淡海藻 15g，淡昆布 15g，半枝莲 20g，白花蛇舌草 15g，浙贝母（打碎）15g，牡蛎粉 15g，玄参 15g，丹参 15g，远志 6g，法半夏 10g，陈皮 10g，厚朴 10g，木香 10g，甘草 3g。水煎温服。8 剂。又消核片 10 瓶。

当日患者带药回家，临别，文老嘱咐"坚持服药半年，方能根除"。

患者愈后，迄今三十余年，病未复发。

按：余见文老治肿瘤、包块，恒将海藻、甘草同用。曾询之，答海藻、甘草虽为反药，然海藻配以少量甘草，相反相击，可使肿块易于消散。方中海藻甘草比例，以 5：1 比较安全。

张安钦志在医与教

余幼年便闻张先生大名，缘于先君子（已去世祖父）在中公。解放初期，先父在中公供职川北大学，与张先生过往甚密，之后，又常提及。1968 年夏，余赴成都中医学院，随文琢之先生进修外科，始有机缘拜谒张安钦先生。时先生已八十有三，住太平南街新 10 号。每借周末文老休假之际，往诣先生，问难聆教，虽仅数次，受益良多。在交谈中，先生也曾叹息，建院之初，函邀家父到成都中医学院附院工作而被婉谢之事，并谓其恋乡情结颇浓，未能展现其才。8 月 30 日，余将返里，前往拜别，先生依依不舍，送出大门，特意叮嘱："令尊既已谢世，日后有疑，来信问我，切勿胡乱投师，免误歧途。"虽时隔多年，仍记忆犹新。此后有疑，函询先生，皆有诲示。1984年余调中和，妻儿随往，信札留存家中，悉为虫鼠所毁。惜哉！

张先生名安钦，字兴涛，号书坤。四川璧山（今属重庆）人，生于清光绪十一年（1885年）十一月二十六日。童龀入学，习四书五经。面对清廷腐败、外敌入侵、百姓贫弱之国情，忧国忧民。

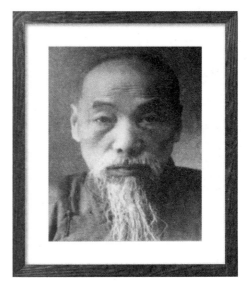

张安钦先生

先生认为民贫国弱，责之教育滞后，教育兴则国兴；教育强则国强，遂立志教育。清光绪三十年（1904年）考入重庆府中学师范班，三年卒业，先后在璧山、江津、重庆等地，任塾师及小学教员，凡十二年。时孙中山革命思想传入四川，先生素怀救国之志，乃于1911年，在江津毅然加入同盟会，并积极参与推翻清廷的革命活动。

辛亥革命后，清廷虽被推翻，但军阀混战，社会动乱，民不聊生。先生深感灰心与失望，惟希"苟全性命于乱世，不求闻达于诸侯"，遂与党派政治活动决绝，专心致力于教育[1]。

时乡间缺医少药，每见百姓病痛缠身，而无力医治，则心生恻隐，乃用课余，自学中医，欲以一技之长，拯救民瘼，造福人类。"但自愧学未专攻，不敢妄赞一词"[1]，乃远绍经典，参验先贤，博采众家之长，集大成于一身，并吸西医之长，以补中医之短。先生渐次掌握中医"辨证论治，整体观念"理论体系，

---

[1] 摘自：四川省南充市志编纂委员会《南充市志》，四川科学技术出版社，1994年。

并结合西医理论，解释病因。民国八年（1919年），重庆霍乱流行，先生正持教重庆依仁学校，师生亦多染病。乃据病情分析："霍乱病菌从口入胃，繁殖迅速，胃受病毒，急泌大量水分，以资稀释……上吐下泻，以致液脱丧命。"主张"大队辛烈药物，一鼓作气，歼灭细菌。兴奋神经，使病菌灭，胃不泌水，而吐泻止，霍乱愈"，创制"一鼓散"（方药见后）。全校师生服用，效果特佳。重庆慈善堂闻讯，即将此方，制为成药，布施市民，并将方药刻板印刷，沿街张贴，见人分送，以救民疾[1]。

牛刀初试，便露锋芒，然先生并不满足，欲将医术全面提升。民国九年（1920年），先生辞去教学，考入上海大同医校，系统学习中医。然三年费用不菲，为释家中负担，便用课余，兼任塾师，所得修金，完成学业。

民国十二年（1923年）八月，受张澜之聘，与南充名中医庞鉴舟、马丙乾联手持教南充中学医学班。该班卒业后，受佛学家程宅安之邀，赴上海任其家教。两易寒暑，始返南充。先后在南充中学、南充女中持教。

民国二十一年（1932年），先生与德阳陈甸候、蓬安吕彦修商议，并得唐文山等实业家的大力支持，创建私立南充成达公学，以"成德达才"（修身养德，成为有用之才）作为办学理念，招收初、高中学生。留日初归之陈甸候为首任校长。校址设在正南街武显庙和药王庙内。民国二十四年（1935年），学校迁至小西街天上宫（今南充职业技术学院本部），改名"南充县私立成达初级中学"，先生自任校长。对家境贫寒、品学兼优的学生，先生为其垫支学费。民国二十八年（1939年）八月，日寇飞机侵犯巴蜀，多次轰炸南充。为避日机轰炸，成达公学迁址罗家场（今南充市高坪区江陵镇），后又迁往龙门。在罗家场办学期间，学校增设小学部，实行小学、初中、高中，分部管理。新中国成立后学校转为公办，几经更名，现为南充市龙门中学。

---

[1] 摘自：四川省南充市志编纂委员会《南充市志》，四川科学技术出版社，1994年。

民国二十九年（1940年），先生辞去校长，专事教学与医疗工作。民国三十一年（1942年），成达公学开设国医班，招收初中学生，教学以中医为主，先生亲自主讲，并邀原南充卫生院院长杜明义（原华西协和大学医学博士），讲授生理解剖学、病理学、西医内科学、外科学、药物学。学校购置显微镜供教学之用。此种"中西医结合"式培养医学人才，在四川实属首创。1968年夏，笔者拜访先生时，先生曾谈起此事。时报考国医班者，来自南充及周邻数县，考生多达数百人，收生仅五十余名。

中医古籍，悉为文言，若无国学功底，如读天书。该班第一学年，便开设国文课程，每周4～6节，讲授音韵、训诂等国学基础知识，以利学生阅读中医古籍。

学校既重理论，又重实践，学生侍诊见习时，先生结合病例，从四诊八纲到辨证论治，逐一阐明机制，直观教学。虽一天辛劳，夜犹不顾疲劳，审阅修改学生笔记。寒来暑往，诲人不倦，盖若此也。民国三十四年（1945年），先生还先后在南充繁华地段的模范街、大北街，开设"安钦药房"及"安庆药房"，店内药材道地，品种齐全，炮制依古。店面宽敞，内设诊断室，供学生毕业实习。

1949年2月，先生受原成都佛学院王恩洋院长之邀，出任该校文教研究院教务长之职，所聘该院师资悉为国内知名教授，任乃强、彭云生、蒙文通、周传儒、贾题韬、曾义甫、徐仁甫、徐石丘等，皆名噪学界。时抗战方息，百业凋零，学校经费咸由募捐而来，经济拮据，办学困难。王院长粗衣淡饭，长期素食。学校有二十余亩田地，校长亲自下田，带领学生劳动，自力谋生，解决办学困难。众教授为王院长之办学精神所感动，悉不接受聘金。同年8月，因时局动荡，先生返回南充，仍在成达中学任教。1951年3月，先生组织群众医社，被推为社长。1953年5月，群众医社改为川北行署公费医疗门诊部。1956年奉调成都中医学院，任附属医院副院长，直至退休。

先生一生，不求名利，兢兢业业，埋头实干，在教育界、医药界奋斗数十年，

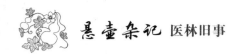

为川北地区培养了大批人才，深受川北人民敬重。

先生为近代中医名家，医术精湛，通晓各科，尤擅内科，而以善治疑难杂症著称于世，推崇辨证施治与专药结合。1945年秋，南充二府街一中药店经理，病寒热流涕，饮食减少，经治数医，悉以辛散为治，病反加重，出现面目俱黄，胸脘痞闷，不欲饮食，神识昏蒙，尿多便闭，舌苔淡黄厚腻。先生独具慧眼，断为湿温坏症。投白菊花、杭白芍、云茯苓各二两。服后转危为安，继由门生蒋恒一调理而瘥。

先生处方药少量重，辅以食疗，是其治病特色。

20世纪70年代，南充一干部，年逾五旬，下肢痹痛，历时三年。遍尝祛风除湿之剂，病情日重，双腿肌肉萎缩，短暂站立，不能行走，唇焦苔黄，脉象沉迟。先生断为：过用辛热温燥，热毒蕴结，伤及阴血所致，乃仿《寓意草》，喻嘉言治沈若兹乃郎误药伤阴案，用甘润获效之例，方拟：蕺菜（鱼腥草）、金银花各15g，绿豆30g，甘蔗2节，鲜橘1个。煎水代茶，日服一剂。连服三周，唇润津生，食眠转佳。继用黄芪、党参、鹿角胶、怀牛膝、鸡内金、陈皮等品，益气健脾，滋阴养血，强筋壮骨，而培其根本。为增疗效，又辅以食疗，以脚板白苕（功同山药）炖猪蹄；与百合、薏苡仁、冬苋菜（冬葵）、大米煮粥。交替食服。如此三月，腿肌渐丰，行走如昔矣。

先生治病，遵古而不泥古，守法而不拘方，选药精当，寥寥数味，看似平淡，却能出奇制胜，一剂下咽，救急症于即时，挽垂危于顷刻。有陈益群者，年逾四旬，供职通江某单位。动荡时期，无辜被斗，且受凌辱，终日忧愤，沉默寡言，茶饭不思，渐致形销骨立，胁腹作胀，倦怠嗜卧，不能上班，始入医院治疗。1974年春，病情加重，门静脉高压，腹胀如鼓，大量腹水。方由通江转入南充某医院治疗，经检查诊为"肝硬化腹水"。药石乏效，生命垂危。家人去信先生，求为救治，先生当即回函，并附一方。

茯苓一两，白术八钱，薏苡仁一两，砂仁三钱，赤小豆一两，甜杏仁八钱，鸡内金一两，鳖甲十钱，橘饼一个，将诸药装入猪肚子，线扎封口，文火炖至猪肚软烂食服。连进数剂，腹水即消。调理数月，遂愈。

罗纯乃婿张大书者，而立之年，1967 年春，身罹急黄（重症肝炎），数日后病情转重，出现昏迷。经南充石油医院抢救，幸得苏醒，却身黄如金，腹胀如鼓，大量腹水，险象环生，医院见状，急下病危通知，催促转院。罗纯早年就读成达公学，为先生门生，情急之中，遂将乃婿病情，函告先生，求为救助。先生览信回函，并疏二方，嘱其依次按方煎服。

首方：茵陈五钱，鳖甲十钱，藕节七个，茯苓八钱，陈皮七钱，牵牛子（去壳）五钱，甘蔗十钱。水煎温服，神志转清，旋又泻下二次，小便增多，腹胀消减，身黄转淡，纳食日增。继服次方，半月后体渐康复。

惜第二张处方，患者丢失，乃不知先生所用何药。

1974 年 4 月，南充公交公司某干部，发病寒战高热，作止有时，伴见周身发黄，右胁胀痛。住南充某医院，经治一周，病未稍减。转入川医附院，诊为肝脓肿。建议手术治疗，患者及家属，拒不同意，服药输液，疗效欠佳。患者久闻先生大名，乃令家人求助先生。先生诊后，开方两张，嘱其按方煎服。

方一：杭菊三钱，金银花三钱，葛根五钱，益母草三钱，茵陈三钱，当归七钱，车前草四钱，侧耳根（鱼腥草）八钱。水煎代茶，频饮。每日一剂。次日寒热均罢，诸症减轻。

方二：当归十钱，川芎七钱，沉香五钱，三七三钱，苏木三钱，红花三钱，磁石（煅红）三钱，茯苓十钱，陈皮十钱，甘草五钱。诸药研细过筛，为极细散剂，每服二钱，早晚空腹服下。

患者守方服用，未经手术，病终获愈。

先生非仅医道精通，对中草药亦多研究。若论药物性味、功效、炮制以及真伪鉴别，如数家珍。时南充医药界，恒将佩兰、泽兰，相互混淆，又将木蝴蝶误为补骨脂，蒲公英误为紫花地丁，经先生补偏救弊，错误始得纠正。

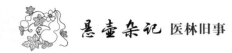

闲暇之时，先生喜独步郊外，每见草药，便细心观察，品尝气味，或采回家中，与书中图谱，一一对照，仔细研究。1953 年，先生曾给南充市药业人员讲授中药炮制技术，如米炒党参，可增其补中益气、健脾和胃之力；米炒红娘子、斑蝥，意在消减二药之毒性；藤黄本有大毒，若用于内服，须与豆腐同煮，方可降低毒性；欲将珍珠研末，须以布包，纳入豆腐之中，文火煮足二时，方能研末；他如以灯芯灰制琥珀。年老药工亦被先生渊博学识所折服。

1968 年 8 月 4 日，先生曾向余讲述，昔日行医江津，用草药救治一少年。其人疮生后脑（俗谓对口疮），且新婚纵欲，疮毒扩散。次日，非仅脑后疮痈肿大，且见周身疮核骤起，灼热疼痛。他医治经两日，肿痛益剧，以致项肿不能顾盼，睑肿不能开启，胸背四肢，疮核累累，大者如桃，小者如李，色红灼痛，呻吟不绝。先生诊罢，嘱其家人，采紫花蒲公英一把，与醪糟甜酒（米酒）煎汤。日三夜一服。次日核消痛减，连服数日而愈。

先生谓余曰："草药疗效不可小觑，汝行医乡间，宜留意草药。"并谓合川刘善述著《草木便方》，书中所记，悉为川东常见草药。性味功效，记录翔实。书中草药，可供临床选用。余谨记在心，直至 20 世纪 90 年代初，方购得此书。

先生仁心仁术，无欲无求，公余诊病，从不收费，对来诊者，不问贫富，不分轩轾，一视同仁。尝云："吾乃医者，旨在救死扶伤，见人生病，岂能袖手？"先生赴蓉时，年事已高，身居要职，日理万机，下班回家，身心疲惫，苟有求诊者，亦不谢绝。对行动不便者，初诊之时，问清住处，公余下班，便往复诊。遇有贫病，辄慷慨解囊，助其治疗。20 世纪 60 年代，灾害频发，国困民饥。一日，先生下班回家，见一中年，昏倒路旁，忙掐其穴位，施以急救。病人苏醒，诊得昏仆之因，乃营养缺乏，气血亏虚所致。遂将患者扶回家中，取出国家照顾高级知识分子配给的营养食品，给予食用。先生仁心，可见一斑。

素食养生，为先生信条，粗茶淡饭，布衣蔬食。一生俭约，然购书不吝。家中藏书，汗牛充栋，余多次亲诣先生书斋，房中近窗，一椅一案数凳，先生看书、诊病、会客，悉在于此。斋阁沿墙，书柜林立，左图右史，琳琅满目。先生虽满腹珠玑，博学多才，稍有闲暇，犹手不释卷，直至晚年，仍孜孜不倦。

先生对学术研究，精意覃思，至老不衰；对晚辈教诲，乐而不疲。1968年秋，尝谓余曰：伤寒论之桂枝汤，服后须啜热粥助汗，实为有误。盖桂枝汤证，本自汗出，何需啜粥助汗？应是麻黄汤服后，须啜热粥助汗，以麻黄证，本无汗出，故需热粥助汗耳。此殆错简所致也。再如先生谈《素问·阴阳应象大论》中几个"能"字，音义各异。其中"阴阳者，万物之能始也"，"能始"之"能"应读为"胎"，"能始"读为"胎始"，胎始，即原始之义也。而"能冬不能夏……此阴阳更胜之变，病之形能也。"前两个"能"音义同"耐"，承受，经受之意，即可经受冬天，不能经受夏天。后一"能"字则通于態。態，系态之繁体字。可见先生对经典考证之精深。

先生撰有《人类声韵标准图表》《声韵探源》《编订伤寒卒病论集读本》《医药评论》《国药主攻录》《阴阳法》《五行法》等著作。并尝谓余曰：曾写就论文十八篇，拟辑为一册（书名未定），计于1966年付梓，然时局动乱，书稿散失。惜乎！一生心血，付诸东流。

1978年8月23日，先生病逝于成都，享年九十有三。

附：一鼓散

【组成及配方】甘松、白术、藿香、橘红、苍术各十分，沉香、广香、檀木、辛夷心、川芎、大黄、石菖蒲各三分，郁金、莪术、黄连、樟脑、高良姜、白豆蔻各二分，茜根、蒲黄各一分。以上二十味药，分别拣选佳品，合和均匀，晒脆，或微火烘脆，反复研为细末，贮存于密封之瓷瓶内，勿令泄气或受潮。

【剂量及服法】视年龄及病情，每服一至三分（0.3～0.9g），小儿三至五厘

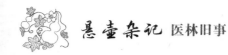

（0.09～0.15g）即可获效。白开水送服，病急者，隔10分钟再服一次；病缓者，酌情延长时间。一般一服即效，病甚者，二三服即收显著效果。

【适应证】预防治疗霍乱，呕吐，截疟，中暍，感寒，一切急性痧症，呃逆，小腹剧痛，外阴内缩。

按：文中部分资料由原南充市志编辑、南充卫生学校退休教师邓宗南；原南充地区卫生局政策法规科退休科长王新民医师（张先生后人）提供。全文经王医生审阅。

屈纪光卧病得良方

屈先生名纪光，字吉轩，岳池赛龙乡猫儿梁子人（后划属齐福乡）。先生医通内外，晚年精于外科。中年患上肛瘘，百治不愈，卧病数年，乃将藏书，逐一翻阅，凡有治瘘药方，一一尝试，终于研得一方，治愈其病。为便于服药，将诸药研末，做成药丸，日服三次。疮口不需上药，惟以温水数洗。肛瘘疮管，多骨绵筋，渐次退出，肌肉自内而生，绝无痛苦，确是一绝。

1958年秋，赛龙有蒋进富者，年未而立，患上肛瘘，溃烂年余矣。病痛折磨，苦不堪言，遍求良医，殊无寸功。何谓"肛瘘"？乃是肛门周边，生疮化脓，溃久不愈，内穿直肠、肛管；或内痔溃烂，穿孔透外，形成瘘管。《医门补要》谓："湿热下注大肠，从肛门先发一小疙瘩，渐大溃脓，内通大肠，日久难敛，或愈月余又溃。"此种疮疡最难治愈。因那瘘孔细小如粟，脓液不断，瘘管幽深，药难达于瘘管深处，天长日久，管内形成多股绵筋，因而难愈。究其缘由，系瘘管弯曲，或管内分支，致使引流不畅。脓瘀管内，不时流出，脓液夹血，稀如米泔。若脓液突然增多，局部肿胀疼痛加剧，体温升高，则又有新的瘘管生成矣。患有瘘管者，肛门胀痛，难以忍受。其胀兼坠，如塞一物，势欲外翻。其痛剧烈，坐之不能，卧之不安，时而侧卧，时而仰卧，时而俯卧，辗转反侧，日夜不宁，且若移动体位，疼痛倍增。肛内时又奇痒，亦令患者苦不堪言。瘘管脓液长期瘀堵，生湿化毒，致使肛周红肿灼热，湿疹满布，痒之难忍，搔之则痛，患者感觉实难承受。此外肛缘肌肉，硬如条索，亦使肛门不舒，排便困难。若瘘管溃口增大，粪便矢气，犹可自瘘管溢出，故又"肛漏"。

缘其瘘管弯曲，内多分支，外用诸药，难达瘘管深部，因而昔日患肛瘘者，每难治愈。民国初年，赛龙首富蔡封三不幸患上此病，重金求访名医，留住其家，熏炼金丹，煮制药线，卧床三年，仍不免死于此病。故而蒋进富患此疮后，虽也求过许多中西名医，如赛龙内科老中医蒋云程、外科中医唐著高，西医张伯勋也多次治疗，或施以膏丹药线，或肛周注射药物。医治近年，绝无起色。那蔡封三富甲一方，不惜重金购治，尚且难免一死，每思及此，潸然泪下，茶饭不思，以致骨瘦如柴。

是年冬月，一逢场之日，有友来访，见其卧病深沉，形销骨立，精神萎靡，不免唏嘘不已。蒋向友人谈其所患之证，及治疗经过，言及病痛，哽咽垂泪。友人只得劝慰，并向蒋举荐一医，谓此人亦曾染此，卧病数年，后得一方，霍然而愈。此人姓屈名纪光。家住猫儿梁子，颇通医道，精于外科，身怀医治肛瘘绝技。

说起这屈先生，当年也曾患过肛瘘，自己虽晓医道，然未研习痔漏之科，因而不谙治法，无奈只得求助痔瘘医生。

彼时肛瘘医治，恒用挂线疗法。所用药线，系丝线与砒霜等毒物煮制而成。用时以药线挂套肛瘘，逐日收紧药线，直至所套溃穿。药线套上，腐肌蚀肉，疼痛难忍。延至次日，疼痛觉缓，医者又来紧收药线，患者便又剧痛半日，因而此种疗法，痛苦万状，不堪言表。屈先生经此折腾，瘘管不仅未除，反因疼痛，销蚀一身肌肉。未治之先，尚可户外散步，经其治疗，却卧床不起。

瘘孔增大，终日脓血粪水，淋漓不绝，粘裤污床，虽频换衣裤，仍臭气四溢。身躯苟有翻动，则肛痛连心，终日只能僵卧，不能动弹。

时屈先生正当壮年，乃思：吾本一介医士，岂可卧床待毙！遂将家中藏书，重新翻阅，寻求治瘘良方，或可绝处逢生。如此日夜研读，凡见书中有关肛瘘方药，便逐一试尝，或迳用原方，或两方同用，或数方取舍。如此经历年余，反反复复，不知经过几多试验，终于组得愈瘘良方。试服两剂，疼痛缓解，守方续进，数年肛瘘，渐趋康复。

蒋进富闻得治瘘良医，就在赛龙乡下，真是喜出望外，顿觉病减神爽。即托友人，代为延请屈先生，前来医治。

友人不负重托，次日，即将屈先生带到。彼时，先生年方六旬，面黄肌瘦，颇显衰老。当是时也，举国跃进，乡村农户，禁止单干，悉归集体，家拆锅灶，户熄烟火，兴办公共食堂，百姓统一就餐。三餐多为粥羹，粮少掺以蔬菜，且还限量，难饱饥腹，日复一日，人皆肌消骨突，身体异常虚弱。蒋知其长期为饥所困，嘱其妻子，想法弄点食物。蒋之妻室，适在赛龙食店工作，不时可从店中，买些免票食物。蒋妻见屈先生面无血色，身躯屡弱，遂去食店端回一些饭菜，先请先生，进食饱腹。临行又购回发糕一包相赠。一则先生怜其同病，再则甚感一饭之饱，于是开方与服。回至家中，又为其再配丸药。时当严冬，方中需用水案板根芽一味，彼时尚未长出水面。先生以六旬之躯，嶙峋之体，冒着严冬，在水田之中，为其采药。其治病救人之德，可垂后世。

数日后，先生将丸药送至蒋家，丸大如豆，每服二十八丸，一日三服，饭前温开水送下。每日数次，用手轻轻挤压瘘管周围，排出脓液，再以开水候温，洗涤干净，不需上药，亦不包扎。蒋照医嘱，内服丸药，日洗肛瘘。药进数日，脓液增多，疼痛渐减，可于床上左右翻动，一月后病得痊愈。蒋多处托人，购得菜油一罐，用以谢先生救命之恩。二十余年后，蒋家人还不时念及先生救命之德。

1968 年冬，蒋曾向作者谈及此事，余即扣其方药。蒋曰："药仅八味，时隔已久，尚依稀记得生地黄、黄连、蝉衣、水案板四味耳。"后又询及先生裔孙屈人上医师，言"未晓其事也"。

惜乎！如此良方，竟未流传于世。

其后，先生后裔尝对作者言及，先生尚能令中于体内子弹，服药几日，自动退出。不劳医生动手施术，也免伤者手术之苦，此亦绝技也。民国之时，无论兵丁土匪，谁也不敢轻易得罪先生。万一有朝一日，自己碰上枪子，还得有劳先生妙药出弹，在那土匪猖獗的年代，先生仍是处之泰然。可惜，此方亦未传世。

周辑五治膈偷关过

周先生辑五者，岳池赛龙人也。生于清光绪四年（1878 年），少习举子业，屡试不售，遂随从兄肇伯习医。肇伯为松龄何先生高足。甫学二年，肇伯谢世。弥留之际，嘱辑五曰："医者，生人之术也。学医不精，每多误人，尔学岐黄，时仅两年，初知医学皮毛，若欲业医，可问道于喻茂然先生，以精其术。"从兄逝后，遂师事同乡名医喻茂然先生。

喻先生，名茂然，清末民初医名播于赛龙周邻百里。时坐堂赛龙"十全会"药房，求治者门庭若市。因其疏方，不逾八味，故时人呼为"喻八味"。喻先生博闻强记，过目不忘。据其侄喻文全言：民国初年，永清寨有大户周信诚者，亦颇知医，然不业医。闻先生过目不忘，颇未深信，每欲测试。一日周母染恙，专雇肩舆，延请先生。先生平日，诊务繁忙，颇难上寨一次，今日到家，诊罢周母，家中老幼，凡微有不适者，悉请诊之。先生逐一诊过，连开八张处方。诊毕时近中午，周家设宴款待，已而酬以重金。先生重坐肩舆，道谢而返，行约二三里，忽闻身后人高呼："喻先生请留步，喻先生请留步。"抬夫驻足，先生回顾，乃周家佣人，吁吁奔来。问其何事。来人告称："先生所开处方，不慎为小儿玩火烧毁。东家着急，特令小人请先生返寨，重新开方。"喻先生闻言，叫抬夫落下肩舆，便道："不需返程，补疏几张处方即可。"遂从包袱中，摸出笔墨纸砚，就地疏方，交付来人，然后重新坐上肩舆而去。其实前之处方，并未烧毁，乃周家欲验喻先生之记忆，果否过目不忘。佣人带回喻先生另疏方笺，周信诚遂将两次处方，一一对照，不但姓名、药味、剂量，毫无讹误，就连处方笺上每药位置，皆未变动。乃膺服先生确有过目不忘之能。

辑五先生文学功底深厚，又得从兄所传何派真谛，喻先生自然乐意收在门下。周辑五经喻先生早晚点拨，学业由是大进，在同门中，辑五独占鳌头。喻因倍加器重，而尽传其术。三年后，先生拜别恩师，又追随岳丈帅可亭先生，学习外科、伤科。帅可亭，大佛人也，其医源于广兴场（今裕民镇）广山寺康和尚，而康之医术，源于该寺主持和尚，武医名家廖光德。廖接骨疗伤，十分内行，并将伤科常用手法及使用方药，传于门人。故此周辑五先生之内、外、伤科，均是学有渊源。

先生精于医理，对于《黄帝内经》中之"五运六气"，亦多研习。对逐年的主运、客运，主气、客气以及太过、不及，运气同化等内容，了如指掌。常能根据当年的运气，预测疾病的发生，确定用药方向。如子午年，上半年是少阴君火司天，下半年阳明燥金在泉，所以当年主要病症是热病生于上，清病生于下，寒热相争于中，可能出现咳喘吐血、鼻血、便血、目赤、疮疡等。遂预测此年药宜寒凉。当地一些不知运气之医生，常观其用药而步其后尘。官宦人家、富商巨贾一旦生病，多贵其命，恒请数医会诊，先生每是座上贵宾，与名医高手会诊疑难病症，他医难析之理，先生常以运气学说，分析病因，辨识病情，折服同道，使会诊诸医，自愧不如，而主动让贤，推其主诊。

先生不但医学精通，且通晓《易经》。清人怀德氏《存真集》中，有一名篇《药包囊》，词语隐晦，文中涉及不少卦爻，读后不知所云。大多医家不能将这"药包囊"打开，识得囊中"药物"。然先生可——破解（笔者早年曾读过此篇，把玩多年，仍未尽其底蕴，现附于后，质之高明）。

先生人未中年，医声已振，遝迤相迎者，络绎不绝。昔日交通不便，出诊常坐滑竿（肩舆），先生家中常年雇请唐合全、夏某有二人，为固定抬夫，抬着先生往来于远近病家。若当日病多，白天难以诊治完毕，半夜也会赶到，所以先生晚上常在滑竿上睡觉。无论士绅商贾，军政要人，延请治病，先生不但索金甚高，即使脚夫，亦须赏赐小费，不尔，下次延请，当面拒之。先生自视艺高，多少也有一些傲气，请其治病，尚需预约。若有见先生诊病邻家，便欲前往"搭脉"，先生概不"搭诊"，且曰："汝家连医生都请不起吗？"需得事先恭请至家，方得为其诊治。倘有病家未曾预请，偶见先生肩舆过其家门，出而拦舆相邀："周先生，请留步！"只要滑竿已过其门，先生也决不"留步"，但曰："二天来。"一则先生生性虽傲，二则日诊病多，实难应对。不愿为一二病人，耽误已定之行程。

民国中期，军阀杨森盘踞广（安）岳（池）之际，赛龙曾驻军一团，团长雍耀湘，曾患结胸之证，进食则吐，闻药即呕，大便多日不通，脘腹胀满，疼痛如锥。求治多医，未见其效，气息奄奄，惟待毙耳。有连长某，素膺先生医术，欲巴结团长，遂荐先生为治，因迎往诊。先生切脉沉结，心窝至少腹硬满，痛而拒按，大便秘结，三日未解，口舌干燥而渴，午后稍有潮热等。先生认得是结胸危证，谓团长曰："团长之病，我可愈之，唯其药价，稍昂耳。"团长闻能治愈己病，愁云顿霁，神气稍爽，谓曰："若能愈我顽病，但凭先生开价。"先生曰："团长之病，甚是危重，非百金，不能备齐药品。"团长立即叫随从捧出大洋百元，交付先生。先生携洋回家，随即着手备办一包丸药，次晨令其服下，午后大泻下污浊粪便三五次，腹软思饭，调理月余而安。

事后先生谓弟子曰："团长所服，大陷胸丸也。诸药研为细末，而以白糕调和为丸，烘干内服，毫无药味，病人下咽，不再呕吐，此乃偷关过也。"先生治病权贵及富豪人家，索金甚高，然对周邻贫病，非但不坐滑竿（滑竿费用，需由病家支付），还施医施药。

先生治病不但常出奇方怪药，且能预见疾病之发展演变，故远处病人求治，每疏方两张，依次而服，病可获愈。在其所著之《杂病方歌》中，就有诸多病证用方先后之记录。如治疗顽固性哮喘，首进吼喘方，即小青龙汤加入防己、附子、芒硝、人参、茯苓；喘促平缓之后，继服射干丸；治肺脏受损之咳血，首用加味救肺汤，继服紫菀汤。此外尚喜加一二味草药于方中，如治水泻久治不愈，方中加水案板根叶，再兑入红糖内服；吐血用红酸浆草、羊屎条（俱为草药）、黄土一块，煎酒服。皆乡间易得之物，而为病家节省钱财。

有严姓裁缝，为人忠厚，常为先生家人缝制衣物，然年岁渐老，两目昏花，裁剪缝纫，动作缓慢，质量亦逊从前，顾客日渐稀少。先生悯其老而受穷，乃义授外科技艺，教其升丹熬膏，并谓曰："万两黄金不传道，十字街头送故交。"

这严裁缝老来学医，记性已减，又加之文墨不通，内科自难学会，即使外科，学来亦是费力。然先生好事做到底，各种外用膏丹散剂，把手传授，配制齐全。逢场之日，与先生一同坐堂，皆在赛龙学街孔家药店，先生令严诊桌安于前，自己诊桌在其后。每有病人前来看疮，这"严老先生"（因其老来学医，故人称"严老先生"）如何识得何种病症，当用何药。幸亏先生身后暗中指点，每见一疮，则曰："此者某某疮也，若用某种丹药，定会速愈。"看似无意闲谈，实则指点迷津。严老先生当即心领神悟，暗中按照先生指点用药，疮疡哪有不愈之理？严老先生便如此在周先生的扶持下，慢慢学会医治痈疽疮疡，继又教其骨伤医治，严仗所学，老方无忧。

值得称道的是，先生善待下人，视同亲友。先生医名远播，四方求诊者，络绎不绝，为不误病家，先生家中常年雇请二人，作为滑竿轿夫。轿夫本属下人，但凡先生留膳病家，先生必令轿夫同桌用膳，病家若将轿夫看成下人，怠慢了轿夫，先生则视为小看自己，而当面斥责。所以，病家请先生进餐，轿夫常坐先生左右。

据其哲嗣周中立称，先生著有《杂病歌括》《温病撮要》《海上方选》等手稿。余仅见得《杂病歌括》残本。

附：《药包囊》原文

地阔天宽，产的是苦涩酸甜，装在囊中打成片，加加减减，疏而不漏一毫端，不布不帛不绸缎，非白非青无色颜，只在上面开一眼，如取如携任循环，大大小小长和短，宽宽窄窄方而圆。无极裁成太极剪，七个仙姑亲手联，内装八卦六四算，三五盈缺分后先。子阳装复 [女虚危] 尾间转，丑时装临 [斗牛] 肾堂牵，寅时装泰 [尾箕] 玄枢贯，卯时装壮 [氐房心] 夹脊连，辰时装夬（guài）[角亢] 陶道现，巳时装乾 [翼轸] 玉枕眠，午阴装垢 [柳星张] 明堂院，未时装遁 [井鬼] 膻中前，申时装否 [觜参] 到中脘，酉时装观 [胃昴毕] 到丹田，戌时装剥 [奎娄] 关元演，亥时装坤 [室壁] 气海延。兼统五行五味辨，从革作辛稼穑甘，子午卯酉囊中转，一雌一雄要和欢。青龙振甲把爪现，白虎扬威立尾颠。哑童手抱建中散，龙女口衔续命丸。黄婆紧把胡麻捡，怕的孙猴骑马来盗丹。霎时现出药王殿，丈六金身在中间，毫光晃晃本来面，威威端坐发圣言，叮嘱医人学易卷，下手方才不乱拈。一字不识无主见，拦河网儿休要牵。急拜明师求指点，脑后一针改辙弦，一画八卦袖中算，五运六气掌上谈。夜半三更太阳现，午时星斗落江寒。用药就在身内捡，杨枝甘露满囊现，白云名为长生散，黄芽就是不老丹，共有三百六十件，包尽周天润月年，参透天人理一贯，体贴阴阳个中间，万应囊里拈一点，要他死去又回还。不特医中称好汉，将来希圣又希贤，那时节，才知囊中隐仙，话不虚传。

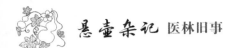

蒋殿梅治病求精准

蒋殿梅先生，字朝宗，岳池齐福乡白马庙枇杷沟人。清光绪十三年（1887年），生于书香门第，幼习举子业。年未弱冠，家道中落，学不能继，且光绪后期，皇上采纳维新变法，朝廷推行新政，而废除科举。先生乃思："古人有'不为良相，即为良医'之志，吾曷不学古人。"遂弃儒学医，年及冠，师从当地医师屈治平先生，从学三年，尽得屈氏之术。屈乃谓蒋曰："吾医术平平，已尽数授汝，若欲深造，汝当师事崇安先生，以遂其志。"

崇安先生徐姓，与屈先生同里而居，二人多年契友，交往甚密。屈每遇疑难病症，常与相析。崇安先生，乃一儒医，家业殷实，不以医为糊口之业（时称"家养艺"），因能潜心究医，由是医理高深，人所莫及，为人诊病不但能道明病之根由，且能预示病之吉凶，愈期、死期均能一一明示。以其不以医为业，轻易不与人诊病。苟遇重症顽疾，久治不愈者，医家代为延请，亦不推辞。民国初年，赛龙有蒋某者，耄耋之年，身患癃闭，诸医杂治，尿仍不出，以致小腹膨隆，胀痛欲死。后经赛龙徐焕如先生致函相邀，崇安先生看在本家情面，乃来助诊。拟用砂仁、白蔻、半夏、桔梗、肉桂、生姜诸品，一服尿通。蒋某病愈，多医抄存此方，喻茂然先生，还将此方收录其《新编杂病歌括》中，定名为开提化逆汤。于此可见，崇安先生医术，实非等闲。

屈先生长于临床，理论略逊一筹，然经验丰富，乃中医临床大家。屈先生见蒋殿梅悟性过人，且勤奋好学，若长居门下，有误前程，因荐于徐崇安门下深造。屈先生授徒每从临床入手，徐先生授徒每以理论奠基，蒋至崇安门下，徐以《黄帝内经》《难经》《伤寒论》《金匮要略》等经典传授，从源溯流。从学二年，蒋先生医阶再登，眼界开阔。遂随徐先生临证见习。至民国元年（1912

年），殿梅先生拜别恩师，悬壶罗渡，屡起沉疴，渐次名声传于罗渡、齐福、赛龙、花板、广罗等地。

民国初年，赛龙乡某妇得一怪症，每至午后，辄有气流自小腹上冲脘腹，直达咽喉，已而气从口出，呃呃连声。移时暂息，继而复作，以致周身乏力，软卧于床，至晚方能动弹。四处求治，医多不识，历半年，病如故。后迎先生诊治，先生切脉问病，乃曰："此奔豚证也。"拟五苓散加铁磁石，一剂而瘳，颇为轰动。先生年轻时便能治疗如此大病，可见先生学医，已达精深。

民国二十五年（1936 年），蒋先生举家迁往岳池，在民生药房坐堂，其好友范鼎明，突呕吐不止，已而昏厥如尸，家人哀啼，停"尸"于堂。先生闻讯驰往，见地上狼藉，切其脉，已不应指，然肢逆未僵，胸口微温，乃断为霍乱。投大剂四逆汤，频频灌服，须臾，神醒肢温，六脉方出。乃据脉症，再开方药，患者竟获康复。众人无不称颂：蒋先生能"起死回生"，于是医名大震。

民国二十九年（1940 年）春，岳池驻军，数日内百余人染病，症状相同，延请先生，诊为时疫，投一特大重剂，用药二十余斤，大锅煎熬，防治两用，未及一周，官兵皆愈。后该部出川抗日，临行前，列队奏乐，送"扁鹊再世"金匾相谢。

蒋先生学识渊博，辨证用药，以严稳著称，选方精当，药少效宏。

民国三十一年（1942 年），广安李朝越内子患病，已易数手，皆不识病，后延先生往诊，先生静诊其脉，复察舌问症，然后一言不发，房中踱步，以观患者病态。见伊辗转反复，起卧不宁，时而按胸吁气，时而又呼疼痛。询其痛处，复不知所在。先生诊脉再三，冥思苦想，忽拍案而起，谓李曰："此难诊易治之懊恼证也。"遂疏栀子十四枚，豆豉五钱。煎服而瘳，众医无不佩服。

一黄姓农民，小便潴留，中西迭进，三日不通，痛苦万状，先生见其面赤心烦，知为心火下移小肠，泌别失职，气化不利所致。用导赤散加减，一服即通。

赛龙有蒋厚德者，先生族侄也。1968年患咳嗽吐涎沫，偶见痰中带血，咳急喘息，口渴咽干，纳谷不进，时有潮热。在赛龙、罗渡、岳池等地久治不愈，以致形体日消，病情日笃，因思非族叔难愈吾病，遂备礼品，专去南充，求先生诊治。厚德述罢症情，先生静诊其脉后曰："贤侄之咳嗽，系肺痿所致，故久治不愈。"拟沙参、麦冬、川贝等品，一服咳缓，诸症亦减，连进十剂，终获治愈。其指下功夫，确非一般医生所及。

1952年，先生出任岳池县卫生协会副主任，在岳池中南街卫协门诊，日诊量恒逾数十百人。杨景成先生早年曾收集殿梅先生不少病历存根。1966年夏，杨先生曾赠余一本，系1952年8月7—10日之脉案存根。脉案毛笔竖写，行书字体，据景成先生称，系蒋侍诊门人欧阳仁术墨迹。观其脉案，论证简明扼要，用药丝丝入扣，可师可法，余从中获益颇多。因纸质甚差，今已残缺不全，现录其部分脉案，以飨同仁（见后附）。

1956年11月，先生调往南充地区医院工作，兼任南充医士校中医教师，自编《白喉症治经验讲义》《麻疹证治经验讲义》，改编《阴阳五行讲义》，以经典为据，结合临床实际，讲解中医理论，交流治病经验，备受同行赞誉。

先生诊余，曾注释《伤寒论》《金匮要略》，俱已定稿，惜动乱年代书稿散失。

附：蒋殿梅先生1952年8月在岳池卫协门诊脉案数则，以窥先生辨证用药思路

1.某（年久残缺，字迹难辨，以"某"代患者姓名。下同）。

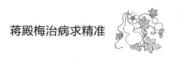

症状：寒湿脚气。

处方：吴茱萸、桔梗、木瓜、陈皮、槟榔片、茅术（苍术）、薏苡仁、甘草、生姜、紫苏梗。

2. 某（无诊断时间，系处方残缺）。

症状：痢疾病减。

处方：雅连（黄连）、黄芩、木香、槟榔片、枳壳、桃仁、槐花、当归、斗芍、焦白术、薤白。

3. 某（无诊断时间，系处方残缺）。

症状：感冒咳嗽。

处方：桔梗、杏仁、前胡、薄荷、牛蒡子、粉元、苏芥、甘草、麦芽。

4. 某（无诊断时间，系处方残缺）。

症状：气血不调腹痛。

处方：当归四逆加延胡索、香附。

5. 某（无诊断时间，系处方残缺）。

症状：伤食腹泻。

处方：茅术、厚朴、陈皮、猪苓、茯苓、雅连、木香、二芽（谷芽和麦芽）、六曲（神曲）、泽泻、甘草、车前草。

6. 某（无诊断时间，系处方残缺）。

症状：感冒。

处方：云风（防风）、荆芥、桔梗、杏仁、前胡、白芷、陈皮、甘草、紫苏叶。

7. 黄贤玉，女，40岁，1952年8月7日。

症状：腹胀咳嗽。

处方：桔梗、厚朴、杏仁、茯苓、半夏、陈皮、木香、腹皮、香附、甘草、薤白。

8. 周焕若，男，52岁，1952年8月7日。

症状：病解。

处方：南沙参、白术、茯苓、半夏、陈皮、白蔻、木香、甘草、大枣。

9. 邱又三，男，34 岁，1952 年 8 月 7 日。

症状：咳。

处方：半夏、薄荷、桔梗、杏仁、前胡、陈皮、茯苓、枳壳、甘草。

10. 廖家育，男，25 岁，1952 年 8 月 7 日。

症状：风热咳嗽。

处方：薄荷、桔梗、杏仁、连翘、前胡、荆芥、大力（牛蒡子）、桑叶、甘草、枇杷叶。

11. 杨康氏，女，61 岁，1952 年 8 月 8 日。

症状：疟疾。

处方：桂枝、厚朴、云风、荆芥、青皮、半夏、柴胡、黄芩、杏仁、甘草、生姜。

12. 陈泽玉，女，46 岁，1952 年 8 月 8 日。

症状：心脏衰弱，中气不足。

处方：南沙参、白术、茯苓、半夏、陈皮、白蔻、木香、焦山楂、甘草、生姜。

13. 唐盛贵，男，45 岁，1952 年 8 月 8 日。

症状：风寒牙痛。

处方：荆防败毒（散）加葛根、白芷。

14. 黄建安，男，32 岁，1952 年 8 月 8 日。

症状：感冒风邪。

处方：平胃散加云风、粉元、白芷、香附、葱白。

15. 苏有伦，女，31 岁，1952 年 8 月 8 日。

症状：疟疾。

处方：柴胡、黄芩、半夏、厚朴、香附、香薷、杏仁、桔梗、云风、甘草、

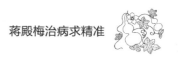

生姜。

16. 黄正清，女，65岁，1952年8月8日。

症状：服前药病微减。

处方：柴胡、黄芩、半夏、粉元、杏仁、桂枝、前胡、贝母、甘草、生姜。

17. 姚广碧，女，2岁，1952年8月8日。

症状：病减。

处方：黄连香薷饮加茯苓、石斛、甘草、荷叶、梨皮。

18. 胡克齐，男，35岁，1952年8月8日。

症状：睾丸炎。

处方：川楝子、橘核、荔核、茯苓、黄柏、茵陈、甘草、香附。

19. 汤世俊，男，32岁，1952年8月8日。

症状：服前药病减。

处方：香砂六君子加雅连、焦山楂、荷叶。

20. 张义云，男，43岁，1952年8月8日。

症状：水泻。

处方：平胃散加山楂、神曲、泽泻、猎苓、茯苓、车前草。

21. 明安贵，男，23岁，1952年8月8日。

症状：缺。

处方：柴胡、当归、斗芍、茯苓、薄荷、甘草、香附。

22. 林恺，男，23岁，1952年8月8日。

症状：感冒。

处方：羌活、云风、白芷、川芎、粉元、陈皮、香附、甘草、紫苏叶、荆芥、葱白。

23. 陈海泉，25岁，1952年8月8日。

症状：小腹痛。

处方：桂枝、斗芍、当归、北辛（细辛）、木通、雅连、吴茱萸、甘草、薤白。

24.唐元德，女，46岁，1952年8月8日。

症状：腹痛。

处方：四逆散加木香、焦山楂、厚朴、香附、薤白。

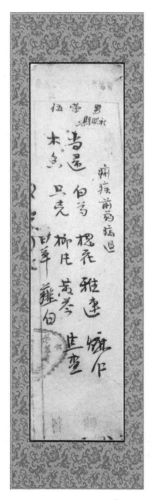

蒋殿梧先生医案 1

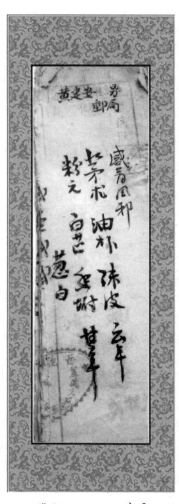

蒋殿梧先生医案 2

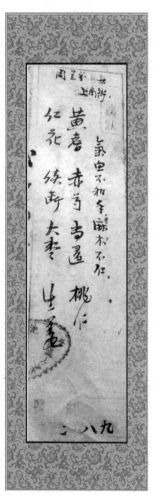

蒋殿梧先生医案 3

"贺二五"理伤用巧力

贺二五者，贺体安也。岳池赛龙人，清末民初伤科名家。先生生性仁慈，讷口少言。时百姓贫苦，一有病痛，无力求医，以致轻病转重，重病待死。先生见而悯之，故凡伤筋动骨，求其诊者，每诊仅收铜钱二十五文（25 枚铜钱，实属象征性收取诊费），时人因呼"贺二五"，由是一呼百随，人咸呼之，而忘其大名矣。

"二五"先生接骨疗伤，多用巧力。或肩关节脱臼，或腕关节移位，先生为之复位，不需旁人协助。先在伤处，涂以自制药酒，然后进行揉摩，并不断与病人攀谈，以使病人放松，而分散注意。待其不备，巧以用力，往往病人不知不觉，其位便已复原，毫无痛苦可言。

如肩关节脱臼复位，先生常手足并用。令病人坐一矮脚条凳，助手站于病人健侧，双手环抱患侧腋下。先生一脚踏于凳头，膝盖正对患侧腋窝，双手紧握患肢前臂，用力外拉，令脱臼之肱骨头与肩胛骨之关节盂相对，随之膝盖向上一顶，下滑之肱骨头便轻巧复位，然后用手绢包米一杯，垫于腋下，绷带固定，数日即愈。

先生接髋关节脱臼，方法更是一绝。若是股骨头脱臼后移位者，则臀部必有肌肉隆突。先生则教病家，安一大型方桌，将病人扶于桌上，对角仰卧，令脱臼部位，正对桌角，桌角垫一软物，令脱臼之位，恰压软垫之上。先生与病人闲聊，趁其不备，右手在桌上猛击一掌，左手迅速将软垫抽出，臀部落触桌角，受其反弹之力，则将脱出之股骨头顶入髋臼窝中，不需夹板固定，只需移卧床上，静养数日，便可起床活动。

胸肋骨折，断骨内陷，最难续接，现代医学采用手术，理出断骨，将其排正吻合，再用钢针固定，然后缝合养伤，待骨伤愈合再次开刀，取出栓骨钢针，

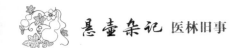

再次缝合，养好外伤。几番折腾，几番痛苦，费用既高，疗程亦长。然二五先生，则令一健壮男子，与病人两背紧靠，二人手臂相挽，然后健壮男子，背着病人逐次闪动，俾病人断而内陷肋骨，受到张力，恢复原位。医者再贴以黏性十足之接骨膏药，令其固定，再以绷带包扎，仰卧静养，辅以理气逐瘀，益气养血之剂，则肿痛易消，断骨易续。而对于脊椎脱臼者，则使一健壮之人，俯背病人，轻轻闪动，令脱臼椎骨舒张，先生再以手掌，或推或按，令其复位，然后贴以膏药，夹板固定，仰卧硬床，养伤半月，仍以方药辅之。如此，医者既省劳力，病者又少痛苦，康复亦速。

余为赛龙晚生后辈，未能目睹贺公接骨疗伤技法，乃闻于当年之受治者也。

先生哲嗣茂钊先生，亦能绍其父业，民国至新中国成立初期，颇有医声。

杨渊如接骨有绝招

杨渊如先生，岳池赛龙人。民国初年，学内科于赛龙喻茂然先生，为喻氏关门弟子。喻氏医术精湛，处方严谨，用药常七八味间，故时人呼"喻八味"。渊如先生出师之初，赛龙名宿甚多，如喻茂然、周辑五、蒋云程、徐焕若、萧茂年、黄春甫、乔俊臣，皆行医多年，名噪当时。渊如先生，乃后起晚进，如何与之匹敌，以是医务一时难展。

民国十五年（1926年）冬，石龙场有商人夏某，患冬温半月不愈。经人介绍，延请渊如先生赴彼医治。石龙为合川所辖，与赛龙相邻，两个场镇，均濒临渠江，赛龙在江之上游，石龙在江之下游，两地相距二十余里。夏某恐病有变化，坚留先生暂住其家，以壮其胆，且能随时按证更方。渊如先生平日求诊本少，遂听病家安排。每日除为夏某诊脉疏方外，别无他事，遂坐茶馆以遣时光。茶馆本是闲客汇聚之所，东南西北，新闻旧事，无所不有。一日诊后，复坐茶馆，偶闻茶友谈起夏清彦来，谓其疗伤接骨，如何出神入化，妙手回春。夏清彦为石龙伤科名家，其伤科技艺，名震渠江上下，渊如先生早有耳闻，只是无缘拜识。因思"今日得便，何不借此机会一睹尊颜"，遂向茶友问得夏先生住处，径直而往。石龙场镇本小，须臾便到夏老门前，见一鹤发童颜，精神矍铄之老者，正用娴熟的手法，轻捷的动作，为一病人理伤，而那病人毫无痛苦面容。渊如默站静观，心仪其术，虽欲上前致问，然素昧平生，岂可贸然造次。已而，慨然叹息，慢步离去。回到病人家中，亦未向他人表露心思。几日之后，商人之病，大有起色，乃告辞回家，病家以重金相谢。渊如这才谓病家曰："谢仪请先生收回。昨闻令族清彦先生大名，私下前往参观，见其接骨疗伤之术，精湛绝伦，吾欲师之，然素未谋面，或被推诿。烦请先生，代为引见，算是领先生之酬金矣。"原来夏清彦，是其本家伯父，夏某一听欲拜乃伯为师，心下甚是高兴，立即应允。申言："先生救我一命，吾必玉成其事。"病家仍重酬送归。

数日后，夏某专门遣人回信：夏清彦已然允收弟子。并告知夏师收徒规矩，须纳进师之资百元大银。渊如先生闻之，先是大喜，旋又愁肠顿生。因其家道寒微，时当青年，初涉医道，尚无医声，收入微薄，何时能凑足百元之多。渊如先生系余姑父，乃来见家父在中公。寒暄之后，唉声叹气，家父再三询问，方言此事。家父闻而喜曰："此好事也，进师所需，弟当襄助，兄不必烦恼。"渊如先生闻言，愁云顿开，面带悦色，乃言于家父曰："余学成之后，便转授贤弟，以抵百元借贷。"（其后，姑父学成，既未授艺，亦未还贷，家父仍不计较。）家父笑曰："兄学得技艺，养家便可。"午饭之后，家父为其封好银币，并备下糖食糕点。渊如先生择了吉日，在赛龙江边码头，搭乘小船，顺江而下，直达石龙。当日即向夏清彦行了拜师之礼。夏师见渊如拜师便付清束脩，心中喜悦，乃留身边，悉心传授，从学三年，尽得夏氏之秘。此后渊如先生，以伤科渐扬其名。

渊如接骨疗伤，颇有乃师风范，上肢关节脱臼，只需轻揉轻按，瞬间即

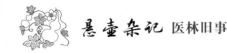

可复原，不需夹板帮护，活动用力自如，病人不觉痛苦。粉碎性骨折，先生治疗有其绝招。1955 年夏，族兄华光，与五人共抬一巨石，中途索断，石轧族兄右侧胫骨，致开放性骨折。众人用门板抬回，先生手法复位后，再以接骨丹[1]调敷伤处，夹板固定，并未内服汤药。月余脚可落地，三月便行走自如。为使骨折病人骨痂愈合牢实，不致日后，因天气变化而出现"榫痛"，又用古代钱币，煅红淬以酒醋，捣末过罗，酒调内服，谓之"走铜焊"，此系先生接骨秘法。族兄后来十余年中，担抬一如常人，从未出现"榫痛"。

其尤绝者，所谓"下雪山"也（以滚油煎药，揉搽骨伤）。1954 年 4 月某日，赛龙逢场，笔者之姨祖母，时年近六旬。是日，上街购物，近午返家。姨祖母自幼缠足，小脚行走，移步本慢，又负重物，更觉步履蹒跚，出街不远，途遇一牛，躲闪不及，跌于沟下，致左胫骨腓骨骨折。抬回赛龙，住余外祖家中，延请渊如先生医治。先生复位后，仍以接骨丹外敷，夹板固定。两个月后，可缓步行走。6 月下旬，一逢场日午后，先生配药一剂，用桐油二斤余，共入锅内，置炉火上熬煮。余时年少，负责看管炉火。约半小时，锅中桐油沸腾，药渣翻滚。先生以乱发一团，饱蘸锅中沸腾桐油，径在姨祖母左胫上下搽摩，医患二人均未出现烫伤。余怪而问姨祖母："烫否？痛否？"姨祖母但曰："只觉热气内钻，不觉烫也。"先生顾谓余曰："汝靠边站定，休得乱摸。"据说此油搽摩之后，断骨愈合，更为良好，日后行走或天气变化，不致发生"榫痛"。此余幼年所亲见也，其中殆有祝由之术欤？

"水扎筒"，亦为骨折愈后之常法。"水扎筒"一法，不少医生不曾知晓，青年后生，更未闻及。此法可用于多种疾病，如头风、痹证、中风瘫痪。渊如先生每于骨折愈后，常行此种疗法。其所用药物，多系熟料五积散一剂（病情不同所用药物亦不同）。削绿竹筒若干，一头留节，一头削平，与药物同入

---

[1] 接骨丹：由接骨木、当归、川芎、赤芍、枳壳、乳香、骨碎补等共为细末，用时取药粉适量，与鲜螃蟹，大者一只，小者二三只，共捣如泥外敷患处。

锅中，加水适量煎煮。候药液煎成，渊如先生用镊子将绿竹筒，逐个夹出，倾出药汁，趁热扣于患处。此法有祛风散寒、疏通血脉、理气止痛之功效。运用此法后，患肢气血畅通，瘀血消散，利于康复。

杨渊如先生于 1961 年 6 月，病逝家中。时余正求学在外，无缘学得其术。其接骨疗伤绝技未得传人。

蒋云程治风隔绸灸

蒋云程，岳池赛龙人。先生少时，家境萧然，入塾一年，辍学谋生，佣工赛龙名医喻茂然家。喻先生医术精湛，诊务繁忙，出诊以马代步。蒋少年力弱，喻使牵马坠镫。蒋为人忠厚，做事勤谨，深得喻先生喜爱。年纪渐长，醇厚如初。喻先生不忍误其前程，乃于灯下，教读方药脉诀，继又随行侍诊，教以切脉望舌，渐令抄方。喻氏医术高深，每每药到病除，因其处方精炼，药常七八味间，时人遂呼"喻八味"。余行医赛龙时，偶有病人出示，收存喻先生效方，余见而录之。如高某，患痔疮肿痛，便后出血。其方：赤石脂三钱，茯苓三钱，牡丹皮三钱，白芍四钱，升麻一钱，炮姜二钱，雅连（黄连）二钱，生草（生甘草）一钱，无花果根引。又一妊娠腹痛处方：当归三钱，川芎三钱，白芍八钱，泽泻四钱，白术四钱，茯苓四钱，艾叶引。仔细审之，前方出自《四圣心源》，名茯苓石脂汤。后方出自《金匮要略》，名当归芍药散。可见喻氏用方，均有所据。

蒋先生白天牵马侍诊，夜间读书，并听师尊讲解。十易寒暑，学渐有成，喻乃谓蒋曰："可出师悬壶矣。"

民国初，先生即在赛龙坐堂应诊。因其跟随喻师多年，四方乡众，无不知其为喻先生门人，是以初出茅庐，便得病人知晓。且蒋先生多年来随喻先生临

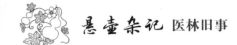

证抄方，深得乃师辨证用药真谛。初露头角，便连起沉疴。有周某老母，年近七旬，身患温病，高热数日不退，神昏谵语，舌黑枯裂，大便稀溏。众医欲用承气，又见便溏，乃请蒋先生诊治，先生扪其腹，满硬拒按，脉沉而实，乃断为阳明腑实所致，用大承气，出燥屎十余枚，身热渐退，神识渐清。有杨姓妇，一日与人争吵，且遭羞辱，突呕吐大作，既而昏仆，不知人事，其夫掐按人中，又灌姜汤，少顷苏醒，旋又呕逆晕眩，腹胀喘息，半卧凉椅，不能动弹，连更数医，皆莫能愈。后迎先生，用越鞠丸煎汤兑玉枢丹，一服而瘥。其后屡起沉疴，于是声名鹊起，不数年，遂有"蒋神仙"之誉，传于人口。

先生治杂病，喜从气血痰湿入手，调气以四君子，理血以四物汤，祛痰用二陈汤，除湿用平胃散，其中二陈汤之加减，最为灵活。据其弟子严更生粗略统计，二陈汤加减之多，约七十余法。如伤风咳嗽，加麻杏；水饮痰嗽，加桂辛；燥咳，加二冬；肾咳，加枸杞子，用法十分灵活。

先生治外感多宗吴氏，一首辛凉轻剂之桑菊饮，本难胜任温病气营重证，然经先生灵活加减，便能治愈各型温病。其驾驭方药之力，真可谓运用自如。先生这一用药风格，诸医颇多效仿。

蒋先生曾研制一秘方，名曰"火炼金丹"，悉用多种名贵药材，研末制丸，大如桂圆，使用时取绸缎一方，裹药一丸，术者紧捏绸缎，近火点燃，药外绸缎，即现蓝焰，医者随即点灸患处，焰火随灸而没，再点再灸，如此再三，直至药丸燃尽为度，虽经多次燃点，而绸缎依旧完好无损，火炼金丹，在当时颇负盛名。据曾经用此灸者告知：灸时清香四溢，所灸之处，不觉灼热，反觉凉麻深透，疼痛即缓。又据蒋先生门人严更生云：此丹祛风散寒，除湿通痹，通经止痛，无所不能。大凡中风瘫痪，破伤脐风，风寒湿痹，筋骨疼痛，附骨阴疽，及溃疡久不收口等，连灸数次即可获愈或缓解，真良药也。

1963 年 7 月中旬，先生突然中风而逝，其所创之"火炼金丹"遂无人知其全方。70 年代初，余向蒋老哲嗣志林先生请教其方，志林先生告谓："此丹仅新中国成立前炼制过，当时年轻，未曾经手。仅知系六合丹，再入多种风药，及麝香、冰片等组成。"然六合丹系何药组成，尚未问明。新中国成立后，蒋氏父子均已进入集体诊所，未再炼制此丹。蒋老突然仙逝，方药组成，遂不得而知。惜乎！良方失矣。

唐在中善治疑难症

唐在中先生，名诗瑶，笔者之先君子也。清宣统元年（1909年）生于耕读世家，岳池县赛龙人。先大父体仁公，清末秀才，儒而通医。先生幼承庭训，习儒学兼诵中医四小经典。童龀之际，先大父意外早逝。年十七，遂师事同里周登甲先生，从学三年，登甲先生谢世。甫弱冠，即悬壶乡里，并创三益堂药房。贫病义诊施药，颇得当地称道。

行医之初，有严姓医士之女，年甫七岁，素体孱弱。患腹痛十余日，时剧时缓，痛剧则呕，大便数日不通，昼夜号呼，饮食不进。严某连投数方，腹痛不减；又延他医，饮药辄呕，偶有蛔虫呕出。群医束手，严某焦虑，乃来商治先生。先生诊之，脉虽沉细，尚和缓从容，幸未大虚。查其腹部，膨隆拒按，扪之起条索，四肢逆冷。遂谓严曰："此蛔厥耳，乃虫与燥屎内结于肠，腑气不通，故腹痛；阳气不能外达，

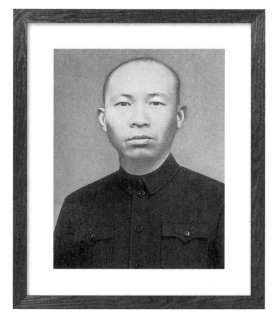

唐在中先生

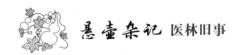

故肢厥。"因闻药则呕，大便多日未通，病急治标，遂投自制备急丸三枚。服下须臾，肠鸣便通，下蛔虫百余条，腹痛遂止。

先生青年之时，便识证精准，用药大胆，令同行叹服。

赛龙永清寨，周某内子张氏妇，小便淋涩，频频登圊，尿出时畅时沥，时有血出，小腹拘急，腰部剧痛，昼夜不宁，连更二医，尿仍不通。迎先生诊之，断为淋病，投五淋汤合益元散，加琥珀、冬葵子、金钱草等品。一剂下咽，尿渐转通，随下结石数枚，小便遂畅，痛胀顿止。里人闻尿中出石，讶然惊叹。

一邻人之女，年甫十龄，忽左颈结块串生，初如豆粒，按之坚硬，推之不移，医治经年，结块渐大而溃，脓水清稀，久不收口，形成漏管。时先生初涉医道，邻里有轻忽之意，然经多医之手，实难愈合，乃请先生一试。先生据病人面色无华，精神不振，颈部微肿，溃口淡红，脓水清稀，挟有败絮样物，不时流出，诊为瘰疬，其破溃者，俗称"九子烂痒"也（吾地称瘰疬为"痒子"，溃后则称"九子烂痒"，甚为难愈）。证属气血双亏，毒聚难出。前医但施外治，未用汤药扶正托毒，故难软坚散结，排脓生肌。乃向邻人建议，配服中药，邻人见孩病日久难愈，遂同意服药。先生拟人参养营汤加减，并入草药野荞麦蔸，配合小金丹内服，以扶其气血，化痰散结，排脓生肌。外治切开漏管，再以白降丹，去其脓腐后，改用八宝生肌丹。经治月余，终获痊愈。邻家感慨万分，次年农历四月二十八日（药王酒会），除给药王菩萨，挂红放鞭炮外，还将其女带来，拜先生为义父，并坦言相告：初虑先生医未精深，故延他医治疗，反令小女痛苦年余。

先生青年时，行医赛龙，兼治外科疾患，自考入中医高级研究班后，便停业外科，毕业后留渝行医。解放初，又转至南充工作，皆因诊务繁忙，而放弃外科，然对外科亦颇通晓。为使薪火赓续，先生亲授余升丹、熬膏技术。并谓：乡间行医，除内妇儿科，疮疡亦多，各科均宜熟知。余谨记教诲，先生仙逝后，专赴成都，随文老琢之先生进修外科，并向杨师景成先生学习针灸。

1938 年，日寇侵占南京，国民政府内迁重庆。南京名医陈逊斋，亦将其创办之"南京市国医内科讲习所"内迁广安。一时间，广安岳池及周邻地区的医界青年，咸趋附焉。时先生虽小有医声，然久仰陈先生大名，早有追随杖履之意。遂与乡里同仁蒋志林、陆景成、吴鹏南、严更生、李家兴等，负笈广安，聆听名师垂教。从游年余，眼界大开，乃知江、浙学派与川派医学，各有千秋。若欲技艺精湛，必得博采众长。

1943 年春，获悉中国医药教育社与卫生署陪都中医院合办的"中医高级研究班"招生，又赴渝州，考入该班学习。时陈郁任校长，胡光慈任教育主任。众多名家，因国难而云集重庆，成为该班的任课教师，专业任课教师有陈逊斋、张简斋、王福民、沈仲圭、胡光慈、王慎轩、冉雪峰、宦世安、邱晨光、邱啸天、吴棹仙、陈席璋、唐阳春、王福民等，皆名冠当时。1945 年 7 月 29 日，在重庆青年宫交谊厅举行毕业典礼，其中中医高级研究班，七十四人毕业，先生

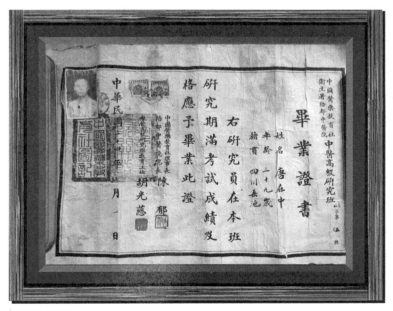

唐在中先生中医高级研究班毕业证书

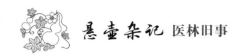

名列其中,系民国时期岳池唯一的中医研究生。

卒业后,先生理论、医术大为提高,并考取由卫生署注册、颁发的"中医师证书"。此后,受邀在重庆米亭子、松龄堂大药房坐堂应诊,医名渐著,治验颇多。

1949年冬回乡,次年春,奉调南充川北大学(1956年迁成都,更名"四川师范学院",现为"四川师范大学"),主持校医院中医诊务工作。在该校医院工作三年,颇受师生员工欢迎。时学校师生三千余人,煎药房人员、炉灶有限,每令学生煎服中药不易,遂取酒药治疗慢性疾病。如配制调经当归酒治疗女生的痛经及月经不调;补脑益智酒治疗健忘,既服用方便,又有良好效果,也能减轻煎药房的压力。学校老教授较多,大都体弱多病。先生根据老年气血亏虚、脾胃虚弱这一特点,平时指导食疗扶正,患病治疗也正邪兼顾,如此治法,不但患病减少,即使生病也易治愈,故令老教授们膺服其术。

1953年夏,先生长子考入南充高中,村主任刁难,不予放行。先生得此实情,遂向学校辞职回乡。校长段可情等领导,再三挽留,先生念及家小尚在乡下,每受制于人,乃执意回乡。临行前,不少身带宿疾慢病的教授,纷纷求方备用。学校及众多友好,相继饯行,一连数日方得成行。

在川北大学工作期间,先生与南充名医张安钦相交甚契,学术互相切磋,经验互相交流。1956年,成都中医学院(现"成都中医药大学")创办伊始,张先生调入中医学院,任附属医院副院长。时学院教学、医疗人员匮乏,张安钦函邀先生去该院,协助工作。然先生因有长子入学,受人留难之先例,遂婉辞未往,后在当地卫生院工作。

1968年夏,笔者问道张安钦先生时,张老谈起先生当年未能应邀赴任,仍唏嘘三叹:"惜哉,良医未展其才也!"

先生中医理论造诣颇深,且擅长诗文书法。临证看病强调细心、周到。尝谓余曰:"治病求本,诊脉问症,望形辨舌,务在仔细。"先生见时医不注重舌苔察辨，致使诊断谬误，贻害病人。于是参阅前贤经验，结合自己心得，著成《望舌辨证歌》，以纠时弊。周邻时医，多有抄诵。

先生一生喜读书，善思考，博采众长，融为己用。治病循规前哲，而变乎三因，法古而不泥古。每有疑难顽症，他医束手者，先生临之自若，挥手之间，条理井然，处方用药，辄取良效。

1953年3月初某晚，堂姊华丽，突然发热、腹痛、咳嗽。次晨，叔父仁甫先生，请杨某医治，药后病未稍减，又连续几诊，病却有增无减，杨医技穷，只得让贤。叔父遂从赛龙"十全会"，先后请来黄春甫、徐在勤、陆景程、蒋志林几位医生，轮番来诊，一连两月，仍无起色。索性将堂姊抬至赛龙，借住曾某家中，如此既免医生往返之劳，又可及时获得医药。每日由老中医蒋云程与黄春甫，或徐在勤会诊处方。如此一住又二十余天，堂姊不但发热未退，咳嗽未已，还增痰血胸痛，一头黑发，渐渐落光，连续多日不思饮食，唯以糖水维持生命。见此情形，诸医悉诿不治。曾某家人，见堂姊病情日趋危重，畏其死于曾家，连连催促叔父，将堂姊抬回家去。叔父也觉堂姊回生无望，无奈将其抬回家中，听天由命。

俗语曰："命不该绝终有救。"正值堂姊抬回家中，旋见先生来到，叔父一见兄长，心中大喜。原来先生也刚从南充抵家。一听说侄女患病数月，甚为危急，便立即前去诊治。切脉望舌，见其发热不退，时时汗出，口渴饮冷，频频喘咳，痰如铁锈之色，胸痛不已。谓曰："此乃西医之大叶性肺炎也（先生在中医高级研究班时，曾概略学过西医内科），属中医风温病范畴。初期本不难治，何致如此严重！"又详问治疗经过，并查看前医处方，于是开出一剂"竹叶石膏汤"，加入鲜石斛二两。叔父即赴赛龙，到"十全会"捡药。几名坐堂医生，见叔父到来，便问："今日延请何人诊治令爱？"叔父曰："家兄刚好回家，今日之方系家兄所开。"医生们齐问："诗瑶回家了？"于是药铺里七八个医生坐堂，悉来观看处方。次日叔父再去捡药时，众医咸询：昨方服后病情若何？叔

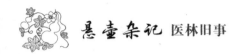

父悦而告之："小女之病，松解矣！昨晚已进半碗稀粥。"之后叔父每去捡药，诸医皆围而索看先生处方，并询问药后进展。几剂药后，堂姊便可起床，调理月余，即获康复。

后来先生去到赛龙，诸医围而请教。先生详细给同仁条分缕析辨证施治及选方用药之理。同仁们听后，咸服其术。

1955年冬，有罗姓四岁子。患麻疹突隐，旋即高热昏迷，夜请先生救急。见病孩面色苍白，鼻翼扇张，喘促不宁。指纹紫黑已透命关，舌干唇燥苔黄黑无津，扪其肌肤灼手而四肢厥逆，断为"麻疹毒邪内陷"的险证。谓病家云："如此深夜，远离场镇，开一处方，上街捡药，往返十余里，已属远水近火。如若不将麻疹毒邪透发出来，孩子势必难救。"先生当机立断，吩咐病家急寻芫荽一把，白酒一斤。于病房中安上炉灶，将芫荽白酒放入锅中，加水后大火煎熬，闭门关窗，让药酒蒸气充满室内，俾病儿口鼻自然吸入。另用红浮萍煎汤加入蔗汁频频与服。约一时许，病儿皮肤由燥转润，继则周身汗出，麻疹随之透出体表，高热渐次下降，气息平息，神智渐清。天明开方调理，一剂而愈。

1965年冬，一郑姓妇，年三十许，临盆受寒，致使感冒，经服西药，感冒虽愈，既而二便不通，延续二日，小腹满痛，药石罔效，茶饭不思，抬至某卫生院，行导尿之术，尿出如墨，滴沥又止，继又灌肠，得燥屎二三枚，再行灌肠，妇呕频作。医生技穷，劝其转院。然其家中窘迫，乃夫抬妇回家，即延先生往诊。

先生去时，郑妇二便不通，已第四日矣。患者卧床，呻吟不已，时起时坐，心神不安，观其腹胀如鼓，自云腹痛时缓时剧，痛剧头晕，询其恶露绝少，舌淡苔白欠润，舌下青筋怒张，切脉沉涩。遂诊为产后受寒，恶露停蓄，下焦受阻，气化不行，腑气不通，故见二便不出。治当逐瘀通腑，利水通淋。拟桃红承气汤合生化汤加瞿麦、蒲黄等品，仅服一剂，二便皆通，恶露亦行。

刘某，仪陇人，年四十余。两年前患背部间冷，初如鸡子大，月余后，寒冷面积渐次增加，先后在仪陇、南充等地医治无效。1965年春，随"社教"工作团，来到岳池罗渡，又在罗渡区医院医治多日，连进苓桂术甘汤、肾着汤、独活寄生汤等方十余剂，病情如故。4月初，刘某派往香山公社，任某大队"社教"工作组组长。农村条件较差，工作繁重，致使背冷益甚，精神益差，乃求先生诊治。自云：背部寒冷，大若碗口，虽盛夏烈日，头面热汗，此处仍瑟瑟畏冷。并伴似痛非痛，酸软无力，易疲嗜睡，纳呆等症。切脉沉细而弱，舌淡苔薄白润。乃断为下元火衰，寒滞太阳经脉所致。拟桂枝汤易桂枝为上桂，加狗脊。连进三剂，精神有振，胃纳有加，酸痛消除，背冷稍减。二诊于前方加黄附片，又进三剂，遂愈。

合川龙市镇，一"湿热"羁留病人，每届春夏，头晕重胀，恶见日光，周身酸楚，倦怠嗜卧，五心发热，纳谷乏味。十余年来，四处求医，皆清热除湿为治，殊无寸功。先生辨为阴虚夹湿。以滋阴养血为法，佐以除湿，方用地骨皮散，加芦根、滑石、薏苡仁等品，连进十余剂，终获痊愈。

1966年夏，岳池赛龙公社一大队严姓女婴，生下次日，即见大小便易位。三月来，严家四处求医，皆谓"未闻其症"，或曰"须赴大医院手术方能获愈"。然所需费用不菲，彼时农村，谁有巨资家存？遂放弃入院治疗。5月初，患儿家一亲戚，荐先生医治。诊断中患儿解出清稀大便，前后阴窍俱出，尿道溢出之大便较后为少。先生曰："此交肠症也。"拟五苓散加味，三剂而愈。

"交肠症"，即妇女大小便易位而出，颇为罕见。先生认为致病之因，乃由胎孕之际，母体感受湿热之邪，内传胎胞，蕴积日久，化热腐肉，破肠穿胕，故见大便从尿窍而出。五苓散利小便而实大便，大便实，自难漏入胕中，从尿窍而出了。方中加入补益气血、生肌敛疮之品，以利肠胕破口生新，促使破损修复。全方标本兼治，故能立起怪症。若非博学多才，安能识此奇症？

师古而不泥古，是先生一贯思想。尝谓："古人能组方，今人何尝不可组方。

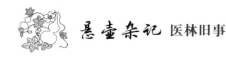

若一味墨守成规，不敢越古人半步，医学岂能发展？"如治一妇人，因难产而损伤尿脬，致使小便时时滴沥，终日旧布裹垫阴下。四处求医，年余不愈。先生师补中益气汤意，创脬损饮，用黄芪、党参、白术、山药、肉桂、乌药、当归、白及、蚕茧炭等，连服十余剂而获愈。又创逐瘀愈风汤（当归、川芎、红花、乳香、没药、羌活、独活、防风、秦艽、地龙、桂枝等）加减，治疗中风偏瘫，肢体疼痛，年余不愈者。

针对农村经济困难这一现实，先生开方用药，常以简、便、廉、验而受到病人欢迎。如以银朱、冰片等味，制成喉丹药，治疗喉风、乳蛾危症，药到肿痛立除；以沙参、甘草等研末，调膏外敷，治疮疡久溃不愈，化腐生肌，疗效迅速；用生姜汁救治一昏睡两日，多方医治不醒者；以弓锤草捣汁，治急性中耳炎者；以大枣、生姜、荷叶、糊米煮粥，治疗小儿夏季厌食；以甘麦大枣汤加减，治疗小儿夜啼、滞颐（小儿流涎症）等，皆价廉效验之方。

先生对吾辈常以"为医者当卑谦宽容，心系病人。人或唾面，自拭乃已，勿与争执"诲之，并以古人故事作为教材，令吾辈潜移默化（见后文《为医者宽容待病家》）。

晚年，连逢三年自然灾害、"社教"、时局动荡，先生处境困难，生活艰苦，以致心力交瘁，病魔缠身，于1967年冬病逝。

杨景成协助办医校

杨景成先生，笔者之针灸业师也。岳池龙孔人，生于清光绪二十六年（1900年）。先生性喜交游，尤好与医家交往；精于针灸，名播川省（20世纪60—70年代，余在成渝等地，每有医界前辈，得知余是岳池人氏，辄询："可曾识得杨景成否？"可见先生誉满巴蜀）。近代众多名医，如福建陈逊斋，浙江张简斋、沈仲圭，陕西黄竹斋，江苏王慎轩、承淡安、邱孟良、胡光慈，上海陆瘦燕、朱汝功，湖南詹永康，广东谭嗣仲，四川文琢之、蒲湘澄、张安钦，重庆吴棹仙，皆与先生常有信函往来，谈医论道。

先生早年，就读南充嘉陵高中，毕业即受聘岳池教育局，持教龙孔小学，旋兼校长。任职数年，觉学校事多繁杂，身心困顿，遂辞去教职。赋闲数月，转赴广安，在后街开一"民众书店"，每月必往重庆，采购图书。1938年冬月，先生复往重庆，批发图书。一日，在沙坪坝书店，邂逅南京名医陈逊斋。

逊斋先生，系清代名医陈修园第七代裔孙，民国时期，为京都名医。1932年，为争国医生存，在南京创办"南京市国医内科讲习所"。有志中医青年，争相投其门下。办学数年，桃李遍布天下。1937年，日寇节节南逼，是年年底，南京沦陷。国民政府内迁重庆，不少江南名医，也随政府避难渝州。陈先生亦举校内迁重庆，景成先生因有机缘，与之不期而遇。实则景成先生，早已仰慕其名，只是无缘面识，今邂逅于此，真乃喜从天降，遂邀陈先生，前往住处，彻夜长谈。杨知陈因战乱，举校内迁，虽至重庆，而校址未定，乃恳请陈先生，将其学校落址岳池。陈先生正为校址发愁，盖重庆成为陪都之后，日寇飞机常来轰炸，大片房屋被毁，死伤人员无数，市民惊慌逃难，日夜不得安宁，学校难在重庆安身。今遇景成先生，热情相待，诚挚可亲，遂欣然应允景公之邀。景公即回岳池，与县内贤达士绅商议。众虽欣然赞同，然一时难寻校址。景公又前往广安，与杨森之子杨汉林师长协商，杨师长本是多病之躯，闻得陈逊斋乃当今国手，前来广安办学，心中大喜，即命部下，将广安南园修葺一新，辟为校舍；又派专人，随景公雇舟往渝，恭迎逊斋先生一行莅临广安。景公又襄助办学，出任该校事务一职，统管学费收缴、膳宿等后勤杂务。公余，旁听逊斋先生讲课，自是，涉足医道。

次年新春，陈先生又去函成都，请来针灸教育大家承淡安先生，学校遂增设针灸课程；承先生在广安城内开展针灸门诊。景公屡见承先生用针灸，治

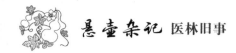

疗许多顽症痼疾，恒针到病除，沉疴立起，心慕其术，乃立志针灸，遂师事之。凡承先生上课，每堂必到，一有闲暇，或去广安川北旅行社楼上 1 号承先生住处，或去先生诊所，问难聆教。承先生感其虚怀若谷，心诚志专，甚器重之。1940 年深秋，承先生回成都时，带景成同往，在其复办于成都的"中国针灸讲习所"继续深造。时承先生住成都西玉龙街小福建营巷 11 号，景公就在附近找了住处，白天跟从先生，晚上也是承家中常客。毕业后，景公又留住成都数年，跟随淡安先生临床实践，把手传授，耳濡目染，得其经验颇多，因而针灸技艺益精。

解放之初，景成先生在南充市大北街设针灸诊所。有仪陇籍中医刘某，与之相交甚密，心慕其术，虽欲问道，然老而善忘，难记所学。20 世纪 60 年代初，乃令其子刘奇雄，专来岳池师事景成先生，先生不但授以针灸之术，并将湖南名医詹永康作为交流之《眼球诊断法》，传与奇雄。《眼球诊断法》系法国医师白慈利氏所著，詹永康之子詹平翻译（詹平时任中国驻法文化参赞，詹永康得此书稿，油印成册，分赠同仁），奇雄后在苍溪行医，以此术观眼诊病，颇多中的，而在当地赢得医声。

1954 年，岳池县卫生院（1956 年改为岳池县人民医院），欲设针灸科室，函邀景成先生，回县参加医院工作。杨接函即回岳池，参与建立卫生院针灸科。

先生治病，选穴精当，手法娴熟，经其治愈之大病顽症不可胜计。如小儿肺炎、哮喘、脑炎后遗症、脊髓灰质炎后遗症、面瘫。1962 年夏，一男子病，头痛如劈，目痛欲脱，昼夜号呼，住县医院三日，痛不得减。众医束手，邀请先生会诊。先生诊为头风贯目，为针百会、风池、风府、头维、太阳、睛明、合谷等穴，病人号呼之声渐小，代之以鼾声渐起。留针一小时出针，病人酣睡至次日清晨，起则头目疼痛全除。

1963 年 5 月，杜家公社一年轻女性，插秧过猛，伤及右腕，痛而兼肿，经治半月，肿痛不减，遂来医院，求先生针灸治疗。病人右腕红肿，灼热刺痛，先生在其外关处点刺出血，拔以火罐，再于罐之前后用毫针相对进针，导引经气，即见罐内血喷如射，数分钟拔血盈罐，连拔数罐，腕肿顿消，乃去针，灸以艾条，前后约半小时，肿消痛止，病人颜开而去。

南充军分区一军官，解放战争时，敌军炮弹，落其身侧，身负重伤。经治伤愈，留下耳聋，口耳相贴，闻如蚊鸣，屡经治疗，耳聋如故。后求先生针灸，取翳风、上关、下关、听宫、听会、会宗等穴，针十余次，听力得以恢复。

一病人，背部奇痒难忍，每需木槌敲打方舒，遍尝汤药，悉无效验。先生诊为瘀血阻滞，针血海、风门等穴，并于局部刺络拔罐，两次而安。

癫狂一证，实难治疗，病人不避亲疏，或登高而歌，或弃衣而走，或打骂不休，或哭笑无常，病人很难与医者合作，因此下针不易。先生先取鸠尾为主穴，针刺达数寸（此穴近心脏，非针刺手法高超者，莫敢刺也），往往针到病人渐渐安静。

先生在医院工作期间，除针灸治病外，还带学徒，并为县及地区进修中医医生，讲授针灸课程，传授针灸技术。为使学生能尽快学会针灸，并能用于临床，便据学生基础，自编教材，辅以歌诀，以利学生易学易记，易于掌握。十余年间，县内外数以百计的中医药人员，受到针灸技术的熏陶。先生在针灸方面，积累了丰富的临床经验，如中风不语针哑门、廉泉；久咳不止灸乳根；久泻不止灸百会；久呃不止灸呃逆；胃下垂灸上中二脘、承满、不容；溺死急救，深刺会阴，并酌情针人中，灸关元、神阙；面肿针人中；小便失禁灸关元；高血压针涌泉；危急喉症取少商、委中，点刺放血；风炫烂眼，灸大小骨空；奔豚灸关元、针大敦；妇女血崩，针中极，灸百会、隐白；许许多多，行之有效的宝贵经验，先生都毫无保留地传给学生。尝谓人曰："中医学，乃中华民族所有，非我私有，师传之于我，我若私而弗传，则有愧民族。"其胸襟何等宽广。

逢时局动荡，先生不得已回乡，虽身居农村，仍有不少病人远道而来，

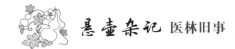

求其治病。生产队干部，见有利可图，专辟一屋，名曰"队办合作医疗"，令先生接诊四方病人，并派一人，专收针灸费用。队里根据先生每天诊费多少，给记6～8工分。邻近村队，若有重病，不能前来门诊，还要七十余岁的先生出诊。据其族侄杨含兴回忆：1976年农历十月初三，邻村曹家坝，一农妇，午后农活，突发剧烈腹痛，频频吐泻，众人扶回家中，先找"赤医"服药打针，延至傍晚，病不稍减，众见病情危急，又请来先生针灸救急。当日大队开会，先生亦列席，日晡方归。人老体虚，又经寒冬久久站立，疲乏已极。来人并不知情，执意邀请先生，前往救急，先生闻其病危，仍拖疲弱之驱，随来人前往。经先生针灸后，病人转危为安，然时已深夜。病家并未留宿，先生只得回家。四川冬季，夜多大雾，先生夜行，难辨方向，迷路野外，徘徊达旦。遇一路人，指引回家。经一夜寒风雾露，身冷肢僵，遂一病不起。迁延数日，于农历十月初十而逝。

先生长子应祯，颇能克绍箕裘；晚年弟子周冬林女士，亦得先生真传。冬林感先师之恩，复将针术传授先生裔孙，俾其薪火不绝。

周慕白晚年攻癌症

周慕白先生，岳池县罗渡区医院副主任医师，南充地区名老中医，著名癌症专家。1913年7月，先生生于岳池小北街。其先君子，本以商贾为业，然经商贩卖，起早贪黑，至为辛劳，且仅有十一之利，因欲后代改弦更张，求一高雅职业，轻松养家糊口。时齐福蒋殿梅先生，青年得志，医名蜚声县内。因其诊务繁忙，聘慕白先生乃父，为其管理家务。周老先生，在其家数年，羡蒋先生每日轿迎车送，备受尊敬，达官显贵，亦见而恭之。非但日入颇丰，且无早起晚归，肩挑背磨之苦，遂欲慕白弃儒从医之念。

先生生性聪颖，敏而好学。弱冠后，已习诵儒学经子书籍多部，遂遵父旨，弃儒学医。初，欲拜殿梅先生为师，然蒋先生日诊量多，无暇为慕白讲解医典，乃使其高足杜俊英代为教之。杜先生授以方、药、脉学、内科杂病等专著，奠定其医药基础。三年后，蒋先生乃令其侍诊左右，亲授切脉之要领，望闻之玄机，并令疏方抄药，因得殿梅先生辨证用药之要。殿梅先生亦耳提面命，圆机活法，亲授数年，周先生医阶再登，视野渐开，试抄刀圭，多有治验。

1938 年，南京沦陷，国民政府内迁四川重庆，医界名流，多随政府汇聚川省。南京名医陈逊斋，创办的"南京市国医内科讲习所"，因避战乱，于 1939 年迁址广安。逊斋先生，七世家传，名冠海内。一时间川内青年医士，争相趋附。慕白先生亦与县内同仁，负笈广安，问道于逊斋先生，系统学习了《伤寒论》《金匮要略》等经典名著。1940 年秋，先生学成毕业，乃移居罗渡，悬壶济世，颇多得心应手，于是医名渐噪。

至新中国成立之初，先生已名播一方。时集体化道路，成为时代潮流，诸凡农业、商业、手工业者，纷纷组成合作形式，集体经营。先生亦响应政府号召，与罗渡众多个体医生参加"罗渡镇联合诊所"。数年后，罗渡区医院建立，先生以精湛医术，调入区医院，从事院内中医临床工作，并成为全区中医学术带头人，负责全区中医药人员的技术指导与培训。

后来由于空气、环境污染等诸多因素，癌肿病人，日见增多，并夺走不少病人生命。先生悲天悯人，乃勤求古训，融会新知，潜心研究癌症的发病机制与治疗方法。在二十余年里，先生查阅了大量的古典医籍及现代医学理论，在对临床上的肿瘤病症，进行仔细的观察与分析之后，撰写了《肿瘤病因的认识》，提出癌症之致病因素——肿瘤病毒，认为"肿瘤病毒"的形成，是"非时之气、山岚瘴气、动植物腐烂之气、与大气中尚未发现的部分有害之气，混合而成。"这种"混合"之气，并非全属"肿瘤病毒"，而是一部分化为致发瘟疫烈性传染病的疫毒疠气，另一部分则化为致发恶性肿瘤的病毒。

同时，先生指出：这种肿瘤病毒是多种多样的，故有致发肝癌的病毒，有致发肺癌的病毒，有致发白血病的病毒等，进而有种类繁多的肿瘤出现。在确定"肿瘤病毒"为"致发恶性肿瘤的主因"之后，先生又进一步指出"气血痰浊凝聚，是形成肿瘤之果"；至于"六淫""情志""辛燥厚味""房室劳倦"等"均属诱因"；并告诫同仁后学"决不能因果倒置，更不能将诱因当作主因"。

与其他疾病发生一样，外因是条件，内因是主导，外因通过内因而起作用，故肿瘤的发生，同样也是"邪之所凑，其气必虚"的缘故。

确定肿瘤病因之后，先生在肿瘤之治疗上，提出以"清热解毒、扶正培本"为主，结合祛瘀的治疗法则。如1973年5月，治疗张某"原发性肝癌"（南充地区医院确诊），病人外表即可扪得包块两拳头大。先生据脉症，诊为"肿瘤病毒入侵，致气血凝聚形成肝癌"，在"扶正固本，破血逐瘀"的同时，加入大剂量的黄连、栀子、龙胆草、金银花、板蓝根、夏枯草等清热解毒之品，经治半年，而获临床治愈。患者带癌存活十年以上，并能参加轻便农活。

1973年2月，治魏某"甲状腺未分化癌"，方中亦重用了清热解毒之射干、金银花、山豆根、半枝莲、白花蛇舌草、白茅根等而获愈。此外，1976年8月，治疗伍某"晚期鼻咽癌"；1979年8月，治赵某"胃癌"，以及后来治愈的数十例，包括"急慢淋巴、急慢粒白血病""肝癌""肺癌""乳腺癌""食管癌""胃癌""直肠癌""鼻咽癌""宫颈癌"等癌症，无不在扶正剂中，加入大剂清热解毒之品，而获得满意疗效。

不少医士治疗癌症，喜步现代药理研究之后尘，见书报云：白花蛇舌草、半枝莲、喜树皮、龙葵，可抑制癌细胞，于是但凡癌症，无论种类，亦无问其虚实寒热，悉数照搬。若见某医活血化瘀，治癌见功，于是桃红归芎成为治癌常药。然先生之治癌，将现代药理研究成果，融入中医辨证论治之中，决不人云亦云，依样描画。他在《试论白血病的中医治疗》一文中，将白血病分为温热诱发型、湿热诱发型、气阴两虚型、肝肾阴虚型进行辨治。各型之方，均因证而立,药随方举,脉因症治,丝丝入扣,未见先生用白花蛇舌草等抗癌药。其所选之方,分别以清瘟败毒饮、黄连汤、平胃散、益胃汤、参麦地黄汤、六味地黄汤、二至丸等汤方加减,进行治疗,并创"银麦汤"清解白血病余毒,实开治疗白血病一大法门。

先生不但喜读书,且能发皇古义,赋予新用。如1965年,治祝某"卵巢黏液性囊腺癌",在运用多剂桃红四物、抵挡、增液等方药疗效并不理想之后,加入大剂量的云母石、阳起石,组成一方:阳起石60g,云母石120g,三棱90g,莪术90g,土鳖虫90g,桃仁60g,红花60g,当归60g,赤芍60g,枳壳30g,大黄60g,共研细末,饭糊为丸,每日3次,每次18g吞服。并针对病情,临时加减,服药三十余剂,乃起死回生。计服云母石一斤九两,阳起石八两六钱。患者生存二十余年后,而以他病去世。此是先生根据《本草纲目》云母"主死肌",阳起石"破子脏中血、癥瘕结气"而得到启示,用之治疗子宫癌,果获良效。

先生一生,为继承和弘扬中医学,奋斗不息。20世纪70—80年代,先生在国内报刊,发表了40余篇高水平的科研论文。先生晚年辑其验案84例,名曰《医海拾零》,惜未及付梓而仙逝。其代表作有《祛脂药方治疗冠心病21例小结》《试论白血病的中医治疗》《肿瘤病因的认识》等。

(部分资料由其门人邹书智提供)

十全会施药又义诊

赛龙,为岳池县南部边陲小镇,濒临渠江。在无公路铁路的年代,沿江百姓,或上广安、渠县;或下合川,勿论行船步行,赛龙都是必经之地。过往行人,或在此打尖,或在此住宿;上下船只,或停泊过夜,或装卸货物,终日人流不断。小镇因而人丁兴旺，商铺林立。隔江虽属合川辖地，但十里八乡，并无场镇，卖出买进悉到赛龙。逢场之日，更是街道拥挤，生意兴隆。半里街道便有七八家药店，学街有孔贤之、乔礼成两家药店，正街除十全会外，尚有陈君瑞、严永茂、肖茂年、袁昌云、张某某各开了一家。边陲小镇，何以药业兴盛？缘于那时，赛龙名医辈出，周邻乡镇，来此求医甚多，药店随之而起，人见药店赚钱，于是跟风而至，药店就多了。

在众多药铺中，惟"十全会"为赛龙周邻乡镇颇具规模的一家大药房，相传为清末十家股东，出资兴办，出资最多者，为张高然，遂被股东推为会首。因是十家"邀会"合资兴办的药房，故取名"十全会"。这家药房位居场镇中心，店面宽敞，装修时新。会首与股东商议，欲使药店生意兴隆，须有深谙药性、炮制、加工、经营、储存的药剂师傅，遂从重庆"壶中春"大药房聘来资深药工，作为掌柜，管理药店；从各地购回道地药材，参茸胶麝，品种齐全，炮制依古；且可为病家加工膏丹丸散；药价公道，童叟无欺，因而四方病人，多愿在此捡药配方，制丹熬膏。

药物为特殊商品，须有医生处方，方能销售卖出，故药店离不开医生。会长又将附近有一定知名度的医师，悉数请到，遂有刘祝山、喻茂然、周辑五、蒋云程、徐焕若、黄春甫、赵金安、徐在勤、屈治平等医师，先后在此坐堂应诊。这些医师在当时颇负盛名，就说这喻茂然，医术精湛，方药精简，连药引在内，亦不越八味，故时人送一雅号，称之为"喻八味"，而且这位医生博闻强记，过目不忘。

传说某年冬月，曾有合川码头数人，邀约雇船，前来求喻茂然诊病。孰知船到赛龙江边，病人经船上颠簸，寒风吹拂，悉数病情加重，不能动弹。船家只得上岸，去到药店，恳请喻先生移步往诊。是日恰好闲场，喻先生病人较少，听得多人病重，不能下船来诊，便立刻赶往船上，依次诊断完毕，并问得每人姓名，返回十全会后，一一开方，不但药方对症，连几位患者姓名都无差讹。

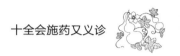

身怀如此技术的医生，病人怎不趋之若鹜？

俗话说"和气能招万里财"，十全会的掌柜、伙计，都是笑脸待人。为使医师们有较好的诊断环境，店内除备有桌椅长凳、纸笔墨砚外，还为家住农村的医生备有午餐，也为病人备有茶水、水烟，病人来到店中，就感受到店主的热情。因而外地病家，也多来此配方，柜上伙计，波波碌碌，无有闲时。

那时之医，不但医术高超，更具菩萨心肠，仁心普施。20世纪80年代，曾在十全会跟师抄方的严更生先生，曾对余讲述：为使贫苦病人能得及时救治，医士们公议决定：凡在十全会坐堂医士，均须轮流为贫病义诊，每天轮值一位医生，周而复始。此外，医士们每天所得诊金，也需抽取一成，作为公共积累。这些公共钱财，部分用于施药济贫，部分用于救济医师中的突发灾难。若遇瘟疫流行，施药量大，药店、医士，除自己捐资施药外，还动员当地商贾、富户，捐款济贫。商贾富户，本有钱财，出些银钱，行些善事，为子孙积德，为自己消灾，也很是愿意。特别是顽病缠身的富户，更愿多做善事，深信舍财可以免灾，行善可以积福，因而乐意捐资济贫。所以当时附近的贫苦病人，虽无钱财请医购药，只要去到"十全会"，就会有义诊医士，为之诊病处方，并可获得一免费中药。

严先生的这番话，后来在周中立（周辑五之子）、喻文全（喻茂然之侄）那里，也得到印证。

不耻相师，也是赛龙医师们的一大美德。若某医遇到危重病人，一时诊断不清，或疗效欠佳，需请他医协助，他医也决不推辞，或讨论病因病情，或研究治法方药，热情襄助，毫无保守。如1953年春，余之堂姊华丽，突然患病，时先父在中公，正供职川北大学。赛龙诸医经治三月，病情不减。至夏，先父辞职归里，接手姊病，据其热羁不退，咳嗽胸痛，痰或挟血，或色如铁锈等症，诊为"大叶性肺炎"，按中医风温论治，疏竹叶石膏汤加味获愈。之

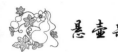

后，十全会诸医，特邀先父，专为众医讲解辨治经验。可见赛龙医士相互学习，共同提高的精神，殊实可贵。

义诊施药为济贫，"十全"医药留美名，日居月诸甲子转，仁心仁术当传承。

广济堂刊书济苍生

施药济贫，是一种美德，而刊刻医籍，免费相赠，亦是一桩善事。

清末民初，赛龙西侧数里，有一蔡姓人家，户主大号席珍。此人不但家资富有，且是位多才多艺之长者。凡医卜星相，建筑堪舆，均有研究，虽不精通，却胜过许多江湖骗子。彼时川东土匪猖獗，为避土匪，蔡家老少，常居大佛寺寨中。蔡先生虽晓医药，自视未精，故不为人治病。然蔡先生心系苍生，却欲为普及医药，传播医道做些实事。先生寨上房屋较多，遂腾出两间，并购置医书家什，请来医界朋友，以及中医爱好者，在其家中成立医学研究团体，定名"广济堂医学社"，定期研讨医理，相互学术交流。医学社还对某些入不敷出，或初出茅庐，尚无名气之医士出资扶持；对附近贫困病人，施药救治。然学社人员，多系尚无医名之辈。蔡先生虽欲请喻茂然、周登甲、周辑五等名医加入，但其终日忙于诊务，哪有空闲，坐而论道？据传，当年蔡席珍，每闻周辑五出诊大佛，便去寨门恭候。周先生求诊人多，家中备有肩舆（四川人称为滑竿），常年雇请唐合全、夏某二人，每日抬送先生出诊。附近群众，每见唐夏二人所抬之肩舆，便知是周先生了。蔡席珍亦应知晓，因而每遇二人肩舆路过，便笑脸相迎，恭请周先生到医学社歇脚喝茶。周先生每见蔡席珍相邀，便伸出头来，以"诊务繁忙，日无闲暇"谢绝。蔡先生仍锲而不舍，每闻周先生出诊大佛，便出寨守候，精诚所至，金石为开，终于周先生为蔡之诚恳所感动，之后每去大佛，便到医学社小坐片刻，为医社小辈，答疑解难，传授经验。偶尔也请来喻茂然、徐崇安、周登甲等名医，到医社小坐。

蔡先生还致力于医药普及。广济堂医学社，设在蔡家，聘来数位儒医，蔡先生每日陪数医，研讨医理，编撰医书。一旦书成，又请来刻字工匠，精心刻板印刷。数年间，编撰、刻印多种医书，分赠附近医师及周邻群众。特别是《达生篇》与《大生旨要》，更是户赠一册。笔者幼年，曾在家藏书中，见有蔡氏当年所赠之《伤寒论集注》《医学捷径》《达生篇》《大生旨要》《经验良方》等书籍，均为木刻印本。书之扉页，上首有"清蜀北岳邑后学蔡席珍集注"，或"清蜀北岳邑后学蔡席珍编次"，或"清蜀北岳邑后学蔡席珍刊印"，左下有"版藏广济堂医学社"，并在封面上，盖有"分文不取"的蓝色印章。可惜，今已为虫鼠所毁矣！

昔日，或曰：蔡先生请人编纂医书，有沽名钓誉之嫌。余则不然，蔡先生组织医社，研讨医药，广印医书，对提高晚辈医学理论，保存医药书籍，普及医药知识，均有一定贡献。

杨复生起死用承气

杨先生复生，名长和，岳池镇裕乡人。清光绪三十年（1904 年），生于中医世家，其父杨正斋乃当地名医。先生童髫入馆，习诵儒家经典，为日后学医积淀了充实的文化基础。年十七，克绍箕裘。正斋先生初授"小四经典"，令其熟读成诵，待其练就"童子功"后，便授以《伤寒论》《金匮要略》《千金要方》《温病条辨》等经典名著，以提升中医理论。继而随父抄方，临床见习，历时五年，学业有成。年弱冠，便为乡邻诊病，遣方用药，不越八味，且多效验，时人有"杨八味"之称。年未而立，医名渐噪。据《南充地区卫生志》记载：

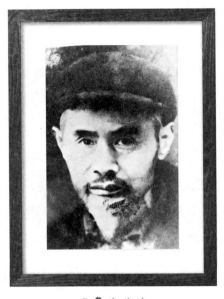

杨复生先生

1959 年，先生先后谢绝中国科学院四川分院重庆中医研究所、岳池县人民医院之邀请，而将毕生精力，贯注于农村，为农民健康服务。1961 年《四川日报》专为此事，写过一篇通讯报道。可惜年代久远，原文已难寻觅。

先生治病，善用经方，药简价廉，收效甚宏，颇得病家赞许。若临危难重症，尤能细心体察病情，大胆选方用药，每能起死回生。民国十四年（1925 年），先生年方弱冠，毗邻西板乡有张某，年逾花甲，体甚孱弱，前医误治，致成昏厥，家人悉以为死，而忙于丧事矣。其子因连日侍奉病父，本已疲惫不支，突见父"逝"，悲痛不已，随即天旋地转，不能站立，家人慌乱，哭作一团，张母遣人，急迎先生。先生驰往其家，见张翁已"尸"卧吉祥板矣。先生登堂之际，忽闻哗哗水声。举目四顾，见吉祥板下，有水液流出。乃驻足详端，推知所流之水，必为"尸"身溢出之尿液。遂揭开盖"尸"之布，见其裤裆尿湿漉漉。遂解其衣扣，以手探胸，尚觉微热，切脉沉细而微，又见唇焦鼻燥，再按腹部，胀满而有结块。顾谓家人曰："张翁体尚微温，脉可扪及，尚未气绝，何弃而不治？"家人闻言，皆为惊讶，急将张翁换裤移床。先生即向家人详询翁病前情。知系阳明腑实误补，以致热邪燥屎，蕴结中焦，热伏正伤，阳气被遏，乃见四肢厥冷，神志昏迷，此即"热深厥深"之谓也。即拟大承气汤一剂，家人迅速配回方药，先生亲为烹煎，令人扶起张翁，启齿灌下汤药。以其病重，先生暂留张家。时至夜半，闻张翁腹中汩汩有声，继而矢气频转，知方药起效。急令家人扶起张翁，排出燥屎数枚，张翁渐次苏醒。次日审验其舌，则舌苔燥黑开裂，脉反沉数，腹胀虽减，仍有少量硬结。遂于原方加减，续进一剂，又泻两次，乃思粥羹矣。调理半月遂愈。张翁死而复生，轰动乡里。

镇裕场镇，地处岳池西北的嘉陵江畔，江水上连南充、广元，下达武胜、重庆，是川东北的一条黄金水道。在尚无公路、铁路的年代，货物运输，全凭舟楫，每日江上船只，过往不息，镇裕江边的油榨溪码头，成为上下船只停歇之处。民国三十二年（1943 年）夏季某日，有南充船翁陈姓者，满载货物，运往重庆，船临镇裕，突罹重疾。本欲停靠油榨溪码头，只因上游连日暴雨，江水陡涨，惊涛骇浪，奔腾咆哮，货船重载，颠簸难行，只得就近停靠镇裕对岸。船翁之子，见父病重笃，央求岸边渔舟，载其过江，延请先生出诊。先生家人，见江水湍急，波浪汹险，劝阻出诊，先生说："人命关天，岂能袖手。"不听劝告，坚持前往，家人只得让步再劝："待江水平静，然后渡江。"先生谓曰："医者济世活人，救病如救火，病急如斯，焉能延缓？"遂不顾家人劝阻，随同来人，登上渔舟，冒着生命危险，迎着汹涌波涛，颠簸过江，诊治病人。先生见陈翁病重，便留守船上，观察病情，直至陈翁病情缓解，方才歇息。

据其哲嗣杨克勤医师介绍：先生曾于民国三十五年（1946 年）八月，治一狂犬病人。患者杨天才，年三十余，系先生族侄，居与先生毗邻。一日，邻里某家之犬，忽病发狂，乱咬人畜。天才所养之牛，突被狂犬咬伤，数日之后，牛病发狂，草料不食，站立不稳，阵性抽搐。农耕年代，耕牛便是犁田主力。今耕牛病倒，全家着急，天才请来兽医，开方配药，药汁煎成，喂入病牛口中。每次喂药，牛口紧闭，天才右手握一竹筒，内装药汁，左持木片，撬开牛口，速将竹筒塞入牛口，托高牛头，缓慢倾入药汁，待牛咽下，复喂如前，一日数次，连续数日。然喂药时，病牛决不配合，摇头晃脑，左右摆动。天才不慎，左腕皮肤被牛齿刮伤，复被牛涎所污。众皆不知病牛涎液，可致传染，喂药之后，仅用清水洗手，并未药物消毒。忙碌数日，牛仍病死，众人只得叹息。孰料牛死半月，天才又患狂犬病症。初则周身不适，感觉过敏，闻巨响之声，即见肢体痉挛,甚则抽搐,狂躁不安,渐致吞咽困难,神志不清。妻子慌乱悲切,父母惊恐啼哭,乃父恳祈先生,救其儿命。先生急忙赴诊,据症开方,服药后,泻下紫黑粪便,病遂渐安,七日后神志方清,调理月余始愈。二十多年后,天才以他病谢世。可惜先生治疗此病,未留病案,所用方药,后人已不知晓。

考历代医籍,收录治疗狂犬病之方药颇多,如清人鲍相璈《验方新编》卷十三中,载有治疯狗咬伤多方;张锡纯《医学衷中参西录》中,亦有"论治疯犬伤方";清代王洪绪《外科证治全生集》,在杂治门"狗咬"方后,有马培之评曰:"最妙用万年青,即千年莲,连根捣汁服,即用渣敷咬处。虽疯狗咬伤,眼红,腹内作痛者,服之无不应如响。"后读《神州国医学报》,亦见有"治癫狗咬伤毒发欲死经验救急神效方",即用大剂人参败毒散(柴胡、前胡、党参、羌活、独活各三钱,甘草、桔梗、川芎、茯苓、枳壳各二钱),加地榆一两,紫竹根一大握(约二两),浓煎急服,如病人牙关已紧,须捶击去门牙,急灌,一剂尽而神识醒,两剂尽,其病若失云。摘载于此,以飨同好,或可为边远患者应急之用。此方治狂犬病,家父在中公,亦曾言及,初发之际,服之颇效。并谓"黑竹根至关紧要"。黑竹亦名紫竹,《中药大辞典》云:"味辛淡,性平,无毒。功用祛风,破血,解毒。治风湿痹痛,经闭,癥瘕,狂犬咬伤。"

20世纪60年代初期,天灾频仍,群众生活,普遍困难。病人增多,医生繁忙,先生终日劳累,难得休息,更兼营养欠缺,身体日衰。一日诊病近午,突然昏仆,头额着地,鲜血直流。众人见状,急忙扶起,包扎伤口,劝其卧床休息。先生环顾大厅,见众多病人,目光期盼。便坐息片时,复又诊病。

先生祖上,耕读传家,数辈勤劳,家境渐殷。所幸先生素性仁慈,每见贫病,义诊施药,得乡邻交口称赞。土改之际,先生家庭成分定为"自由职业者",并被选为县人大代表。然而时局动荡,先生惨遭污蔑。在此期间,先生虽受诸多委屈,然一如既往,仍按时上班。不久,武斗延及镇裕,诊所部分员工，为躲避武斗，离开岗位。亦有同事劝其外出暂避，先生却说："吾若离开诊所，病人怎办？身为医生，岂能以一己之私，丢下病人！"其敬业奉献，盖如此也。

先生自幼勤奋好学，至老不衰，每闻他人有一技之长，常虚怀若谷，不耻下问。20世纪60年代，席卷全国的"四清"运动，亦在岳池开展。工作干部，悉为外地派来，负责岳池"四清"工作者，多为仪陇县区干部，其来岳池，分驻县区、公社大队开展工作。省委派来的卫生工作团驻扎岳池，巡回区社，宣传政策，开展医疗，并指导帮助基层卫生人员工作。时成都中医学院文琢之先生，任副团长，随团而至。1966年3月10日，省团来到镇裕，宣传卫生知识，开展医疗活动。杨先生早闻文老大名，得知文老当日来到，专程前去拜访，并迎文老至镇裕卫生院，将自己诊病桌椅让与文老，自己侧坐侍诊，虚心取经。文老几经推辞，杨老执意坚请，文老只得听从安排。文老在此半月，先生常抽夜间空闲向文老请教，文老也平易近人，二人互相交流，取长补短，遂成至交。

20世纪60年代后期，先生日均诊病，达一百四十余人，甚或日逾二百人次。长年累月，不得休息，更兼营养不济，遂积劳成疾，渐致周身浮肿，动辄喘息。然仍坚持门诊，多次在诊断中，出现休克。即使卧病在床，仍有病人前来求诊。1972年10月8日，先生已卧床不起，时至深夜，犹有三位病人，前来求诊。先生虽卧病床，犹坚持诊病。次日清晨，又有病人求诊。先生已无力起坐，只得吩咐家人，扶身而坐，头倾体斜，艰难诊脉问症，其女天碧代为疏方。诊罢此病，先生顿感身体不支，胸塞气壅，呼吸困难，遂于是日7时30分，与世长辞，享年六十有九。

先生病逝，闻者无不悲伤，附近群众，纷纷前往悼念、送葬。次年清明，犹有众多群众，前往先生墓地，挂清扫墓，以示怀念。

先生子孙，犹能克绍箕裘，传承薪火。

杨老曾在《岳池卫生》（内部刊物）上，公开验方数则，逐录于后，以飨同仁。

1. 治失眠方　灯心草一束，煎汤代茶而饮，即可得眠。

2. 治咯血方　取新棉花烧灰五分（1.5g），白酒送下，立止。

3. 治遗精、白浊方　用猪肚一个，洗净，莲米（去芯）半斤，装入猪肚内，将口扎紧，慢火蒸熟食之，轻者一个即愈，重者连服三个。

4. 治口疮方　取陈久白螺蛳壳，烧灰，加儿茶少许，共为细末，用麦草管取药末适量，吹药于患处，日三五次，次日即愈。

5. 治狐臭方　每夜取热小便，频频擦洗腋下；或用明矾研末，每日擦腋下三四次，久之自愈。

6. 治妇人赤白带下方　马毛二两（60g），花椒二两（60g），共捣成团，入灰火中过一宿，取出研末，酒下一钱（3g），白马毛治白带，青马毛治赤带。

7. 治咽喉肿痛方　取壁上蜘蛛窠（瓦上焙干）五个，冰片一分（0.3g），硼砂一钱（3g），共为细末，竹管撮取适量，吹入咽喉，日数次，涎出即愈。

8. 治久咳不止方　猪肺（连带气管）一具，生姜汁半盏，蜂蜜四两（120g），杏仁四十九粒，自气管纳入肺中，将气管扎紧，入锅加水适量，慢火炖熟，夜半服之，咳嗽立止。

9. 治慢性咳嗽方　海浮石二两（60g），龙须草一两（30g），石笋一两（30g），与猪肺共炖，不加盐，分数次服之，即愈。

10. 治月经久闭方　晚蚕沙一两（30g）炒黄，用苦酒（酒醋）一斤，煮数沸，滤去蚕沙，每日温服一杯，二三服即通。

11. 治乳房肿痛方　蒲公英、金银花，鲜品各二两（60g），干品减半，水煎温服，药渣敷患处，次日即消。

12. 治产后缺乳方　穿山甲七片，当归、川芎、白芍、熟地黄各六钱（18g），通草二钱（6g），猪蹄一对，共炖食服。

（本文经杨老哲嗣杨克勤医生审阅）

刘火神经方消巨囊

　　刘火神者，名与立，岳池朝阳人。生于民国五年（1916 年），系南充地区名老中医。先生幼习儒学，年十八，弃儒学医，民国二十八年（1939 年）考入迁址广安的南京市国医内科讲习所，系统学习中医理论，课后又到附设诊疗所跟师实习，颇得陈逊斋先生及其他任课老师真传。毕业后，对《伤寒论》《金匮要略》悉心研读，领悟深刻，颇多心得。其后临证，善用经方，处方用药寥寥数味，看似平淡却能屡起沉疴。

　　先生治病，重视人体阳气，乃本《黄帝内经》"阴阳之要，阳密乃固""阳气者，若天与日，失其所，则折寿不彰"理论。疏方喜用温热之品，虽外感疾病，亦注重固护阳气，认为人体阳气健旺，卫外则固，"虽有贼邪，弗能害也"。阳气一旦受损，虽感冒小疾，亦难获愈。不少流连疾患、垂危病人，经先生扶阳散寒，每收起死回生之效。故以"热药先生""火神菩萨"闻名于世。

　　1953 年新春，有李姓青年年甫弱冠，突患感冒，发热汗出，遍求诸医，自春徂夏，发热不减，且有加重之势。其叔闻讯，前往探视，见其久卧病床，服药不愈，乃延先生往诊。症见身热

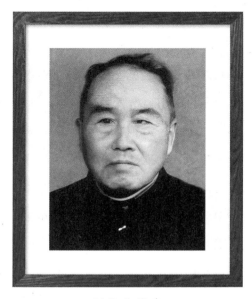

刘与立先生

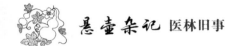

汗出，渴欲饮水，夜饮尤多，头身疼痛，微恶风寒，切其脉，浮而数，且有促象，舌淡苔白润。扪其肌肤，初觉灼手，久按反不觉热。诊毕，察验前医方药，或见热多寒少而用银翘散、桑菊饮，从温邪论治；或见寒热身痛，用柴葛解肌汤，从三阳入手；或见发热、汗出、饮多，而投白虎，清泻阳明，皆未中的。先生去时，已有前医拟就一方，视之，竟用硝黄，通腑泄热。先生见而谓曰："此阳气内虚，表仍未解。岂可下之！"乃拟桂枝加附子汤予服。次日复诊，热退汗止，已能起床喝粥矣（见《岳池卫生·中医专辑·漫谈桂枝汤的运用体会》）。

先生认为："大凡外感，略见阳气不足一二征象，宜于去邪方中，及早加入扶阳之品，务必先安未受邪之地，始可防患于未然，不可待阳虚毕露，方始着手扶阳，反而坐失病机。"有鉴于此，先生将阳虚外感分为三型，即卫阳虚外感、中阳虚外感和肾阳虚外感。

1. 卫阳虚外感　盖卫气源于中焦，出于上焦，根于下焦，若阳虚之体，则藩篱稀疏，卫外不固。一遇风寒，则乘虚而入，而卫阳本虚，无力鼓邪外出，遂致卫阳虚外感。症见发热恶寒，头身疼痛，汗出洋洋，鼻塞流涕，或咳嗽痰稀，或咽痛不红，口淡不渴，舌淡或嫩红，苔薄白而润，脉浮大无力，或浮数无力。治宜调和营卫，温阳固表。方用桂枝加附子汤，气虚甚者加黄芪，兼血虚者用当归四逆汤。若卫阳素虚，感冒迁延日久，不能速愈者，用黄芪建中汤合玉屏风散，益气固表，达邪外出。如1978年6月4日，先生治一杜姓妇，年三十有四。外感数日，服药数剂，病情不减。来诊时形体消瘦，面白无华。询得发热恶寒，头昏而痛，肢体酸楚，涕清如涌，昼则汗少，夜汗湿衣，纳呆乏味，口和不渴，舌淡边有齿印，苔薄白而润。脉象浮缓，重按无力。据其脉症，诊为卫阳虚外感风寒并兼血虚，投当归四逆汤加附片，一剂服后，诸症悉除，惟动辄烘热汗出，改以归芪建中汤，调理而愈。

2. 中阳虚外感　系饮食不节，饥饱劳役，致使中阳受损，苟感风寒，外客肌表，内陷太阴。症见发热恶寒，头昏且痛，周身酸楚，微汗不止，心下痞硬，口淡纳呆，时而泛恶，腹胀便溏，口和不渴，或渴不欲饮，舌淡苔白润，或舌淡苔白欠润（此系阳气虚乏，津不上承所致），脉缓无力或细弱。却有医生，见病人心下痞硬，以为腑气不通，便用下法。汗下倒施，表既不解，中阳反伤，外邪内陷，缠绵难愈。此证治宜温中扶阳，解表去邪。轻者用甘草干姜汤加桂枝，重者用桂枝人参汤。如1970年10月17日，先生接诊一罗姓妇，年甫三旬，接诊时，已卧床数日，服药四剂。症见发热头痛，汗出恶风，倦怠乏力，心中空虚慌乱，饮以糖水稍安，食思油荤，然稍进食，脘腹胀满，艰于消化，大便初硬后溏，舌淡苔白而润滑，脉虚而软。投桂枝人参汤加附片，两剂而愈。

3. 肾阳虚外感　盖"卫出于下焦"（《灵枢·营卫生会》）则知卫气根于肾，故卫气功能的强弱，取决于肾气之盛衰。若禀赋不足，下元亏虚，或久病及肾，肾阳衰惫，或恣情纵欲，阴损及阳等，皆可导致卫表虚乏，御邪无力，风寒乘虚而入，外客太阳，内陷少阴，而成肾阳虚外感。症见恶寒发热，热势不高，并无汗出，头昏隐痛，肢体拘急，神疲嗜睡，舌淡或胖嫩，苔薄白而滑。脉沉细。兼肾精亏虚者，常伴耳鸣，腰脊酸痛，舌嫩红无苔，尺脉浮而无力。治宜助阳解表，温肾透邪。方用麻黄附子细辛汤，肾精亏者加熟地黄、枸杞子、鹿角胶等品。先生曾治刘某者，男性，而立之年，体质素弱，频发感冒，此次病起婚后一月，初则头昏且痛，恶寒微热，身痛困倦等症。更医凡三，药过十剂，悉无疗效。来诊时低热形寒，无汗身楚，头昏神疲，口淡，纳食尚可，舌嫩红无苔，中心裂纹，两手寸关沉弱，尺部浮而无力。诊为肾阳虚乏，外感风寒。拟温肾解表之法，用麻附细辛汤加味投之。

处方：麻黄8g，北细辛4g，附片（先煎）12g，熟地黄15g，枸杞12g，枣皮12g，鹿角胶（烊化兑服）15g，甘草3g。水煎温服，每日一剂。三剂后，周身汗出，诸症悉解，惟觉身体困倦，乃以右归丸加减调理，体渐康健。

有肖姓女童，年十岁。患腹部胀满，渐次加重，已历二年。先后在西南医院、重庆医学院附院、重庆第九人民医院检查，诊为结核性腹膜炎，经治年余，殊无效验。1974 年 3 月，又赴四川医学院附院，住院治疗，经超声波检查：探及巨大腹腔囊肿，穿刺抽出乳糜液。5 月 28 日，行剖腹探查，见右侧腹腔内有一巨大囊肿，结肠为囊肿压迫左移，盲肠、阑尾被推向上腹。囊性包块位居后腹，占据右腹及右侧盆腔，囊内乳糜液约 5000ml。经用手术摘除囊肿，开口处用 5% 碘酒，烧灼后行间断缝合，术后病理报告示乳糜囊肿。术后腹胀消除，然十日后，腰胀又起。6 月 10 日，腰部超声波检查，又探及波平段，印象：左腹乳糜囊肿波型。当地医治，病情未得控制。12 月 9 日，赴四川医学院附院复查，超声波探及腹部液平段为 8.5cm，仍诊断为腹腔乳糜囊肿。行腹部加压包扎，未予服药，然腹胀不减，上腹部出现明显波动感，如是者延至 1978 年 9 月，患儿突发"恶性坏死性出血性小肠炎"，住岳池县医院治疗，经抗感染、输血等救治后，小肠出血停止，随即伴发中毒性心肌炎，心率每分钟 150 次，血红蛋白 3.4g，发热不退，病势危笃。10 月 21 日，其父要求出院，转请刘老诊治。

初诊：1978 年 10 月 21 日。

症见患儿面色惨白，形体消瘦，低热不退，虚汗淋漓，神疲气短，心中悸动，隔衣可见腹胀如鼓，左侧为甚，按之有波动感，时而闻及汩汩肠鸣。其父告知：患儿纳谷呆滞，口渴频饮，便溏尿清。舌色紫淡，润而无苔，切脉细数无力。刘老据脉症认为：患儿脾肾阳衰，虚阳外越，气阴欲脱，阴阳大有离绝之势，刻下亟当回阳敛阴，益气固脱。囊肿暂置不问。

处方：人参 12g，寸麦冬 15g，五味子 8g，附片（先煎）15g，干姜 10g，白术 15g，炙甘草 8g。三剂。水煎温服。

二诊：10 月 26 日。

热退汗止，精神稍振，心悸亦除，口已不渴，知饥索粥，脉转细缓。腹胀如故，前方去生脉饮，加党参 15g，谷麦芽 12g，大枣 15g，藿香 6g。水煎温服。再进三剂。

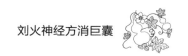

三诊：11月1日。

精神好转，面有笑容，食量日增，正气渐复，乃治囊肿。夫囊肿形成，乃脾虚不运，决渎失司，水饮内停，而成"留饮痰澼"。宗《金匮要略》之旨："病痰饮者，当以温药和之。"乃用苓桂术甘汤，温阳化饮；加牡蛎，软坚开结，党参、干姜益气温阳；柴胡宣畅三焦，俾决渎有权；生姜、大枣，调和营卫。

处方：茯苓15g，桂枝10g，白术12g，牡蛎20g，炙甘草5g，党参15g，干姜6g，柴胡10g，生姜5g，大枣15g。四剂。水煎温服。

四诊：11月15日。

小便增多，患儿自觉腹部宽松，腹胀减轻。然肖孩患病已久，血分必有瘀滞。盖"血不利则为水"，乃于上方去党参、干姜、柴胡、大枣，加入当归10g，赤芍10g，川芎8g，五灵脂5g，蒲黄5g，没药5g，以活血化瘀，血活则可利水也。

五剂后，腹胀大减。按其腹部，波动感已不明显。

五诊：撤除活血化瘀诸品，宗通阳化饮，软坚散结之法，以三诊方加减予服，并守方10剂。至12月16日六诊时，患儿面转红润，精神爽慧，食量倍增，惟腹中气窜，遂于苓桂术甘汤中加入柴胡、枳壳、荔橘核，又服8剂。至次年1月5日，腹胀基本消失，囊肿未再触及。乃拟四君子汤加怀山药、当归、牡蛎、乳香、没药，益气健脾，养血活血。十剂后停药，观察三月，眠食均佳，发育正常。

患儿父母，恐其旧病复发，乃于1979年4月8日，带孩前来，坚请开一"断根"药方。遂拟十全大补汤，去肉桂，加入山药、木香、枣仁、鸡内金、建曲、续断、陈皮，大剂为丸，培补气血。并嘱饮食调养。

7月20日，经岳池县医院超声波复查，未见腹水波平段。下期开学，入学复课。次年4月，月信初潮。随访三年，病未复发，发育良好。身高增长，智力亦佳。

先生在按语中指出：中医虽无"腹腔乳糜囊肿"病名，然据脉症，当属中医"留饮痰澼""积饮"范畴。论其病因，当系脾阳不振，运化失司，三焦气滞，决渎无权，以致水谷精微，不能输布全身，停留中焦，聚而成饮，日久成囊。故当宗"病痰饮者，当以温药和之"之旨治之。投苓桂术甘汤加牡蛎等品，温阳化饮，软坚散结。根据病情，或加党参、干姜，益气温阳；或加谷芽、藿香开胃进食，以利气血恢复。然病儿病历日久，气血瘀滞，故加枳壳、荔枝核行其气滞，入当归、赤芍、乳香、没药、五灵脂、蒲黄活血化瘀。如此气畅血活，不但利于痰饮排除，且利水津归于正化。服后腹部松软，胀满消除。此病虽属"大积大聚"，然患儿身体孱弱，仅可"衰其大半而止"，继之以益气养血，健脾助运，略佐软坚化饮，缓慢调理，末以十全大补加减培元收功。

先生晚年，诊务繁忙，日诊量达七八十，甚或百余人次，无暇总结平生经验，仅撰有《桂枝加龙骨牡蛎汤合缩泉饮治疗遗尿》《中医药治疗骨结核、骨髓炎临床初步观察报告》等几篇论文传世。

（本文经刘老裔孙刘嘉审阅）

两文人自学成良医

刘鲁言者，儒生也。原籍广安明月乡，后迁岳池临溪乡。清末出生于耕读世家。刘氏自幼入塾，诵习四书五经，年及冠，已诗书满腹。时科举已废，仕途艰难，乃于民国初年，在家设馆，自办塾学。招收族中子弟及周邻童蒙，课徒为业。

数年后，新春佳节，塾馆休假，借机走亲访友。刘有表兄某君者，通儒而好医药，家中藏书颇富。然路途稍远，平时疏于走动。既是新春休馆，便捎带礼品前去给表兄拜年。兄弟相见，把酒言欢，自午至晚，围席不散，先叙家常，复道桑麻，直至深夜，方与表兄，抵足而眠。刘素性择铺，辗转反侧，难以入寐，却闻表兄鼾声如雷，乃披衣掌灯，靠床而坐。忽见案头，一摞书籍，上者为《医学实在易》。取而翻阅，觉文字浅显，说理透彻，了然于心，顿时兴趣盎然，精神振奋，乃挑灯细读，不觉旭日东升，书览过半。表兄起床，见表弟披衣而坐，全神贯注，灯下读书，乃问："案头何书，令贤弟神往，废寝而读？"刘掩卷以封面示之，继而喜曰："原来学医，如此容易！我何需终日伴童劳烦，不得清闲。"盘桓三日，辞别回家，乃将表兄医书数卷，一并借回。

春节之后，便将童馆转让他人，并广购医药书籍，闭门谢客，潜心习诵。在众多医籍，独膺陈氏学说，乃反复研读《陈修园医书十六种》，寸积铢累，集腋成裘。五年后，饱谙方书，族中有生病者，试与疏方，每多药到病除。自是，族人凡病，恒求诊之。未几，医名渐播，周邻病家，渐往求之。越数年，遐迩求诊者，户限为穿。刘氏一如既往，婉谢诊金。逢场之日，亦不往场镇坐堂求财。盖其家中殷实，祖上留下一丘良田，秋后租谷满仓，吃穿不愁，无须以医挣钱，养家糊口。

新中国成立前夕，川东土匪横行，明月乡又位居华蓥山下，山上土匪时常下山抢劫。乡民为保平安，组建民团，土匪下山，偶有被民团抵击而中枪者。山区医药奇缺，匪首便遣人，请刘氏上山治伤，刘氏以不谙外科而却之，土匪以其托词不往，乃恶言相向，刘因惧而避之，白昼尚可在家，夜则避匪碉楼。刘有犹子某者，居岳池临溪乡，明月虽与临溪毗邻，却分属两县所辖。犹子闻知此事，专去明月，劝其叔父移居临溪，且临溪离山稍远，族人众多，可拒匪患。刘氏从之，遂移家临溪。

越明年，川东解放，刘家田土没收，收租不成，家中经济，突觉拮据。乃将医术，用以谋生，自始走村串户，看病挣钱，养家糊口。

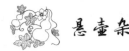

刘氏子怀生者，箕裘相继。尝为余述乃父医事。录其治验两则，以窥其术。

某年夏秋间，阳和乡万年寨，众多居民突染一病，发病迅速，证候相似，悉见寒热身颤，头晕身痛，胸胁胀满，不饥不食，频频呕吐。前医见众人患病，症状相似，诊为瘟疫，投药治之，众服罔效。后迎刘氏前往，诊为疟疾，悉以小柴胡加减投之，病人相继治愈。

又有临溪江某者，年逾不惑。春月感冒，间断治疗，三月未愈，延至夏初，转为泄泻。中西迭进，悉无效验。后迎刘氏往诊，症见饮水下咽，呕泄旋作，继而头目眩晕，切脉沉细。刘据脉症，诊为洞泻。认为此证，正合"春伤于风，夏生飧泄"之病，乃春月感风，未及透发，风邪内伏膜原，阻碍肝气调达，侮克脾土，以致清气下陷而为泄也。方用六君加山药，益气健脾，增木瓜、白芍、柴胡，疏肝柔肝，并用赤石脂、龙骨、牡蛎、诃子，涩肠固脱。连进三剂，诸症悉退，饮食渐增，调理而愈。

另有张姓女，亦无师自通，学成良医。

此女姓张名忠娥，昔日之才女也。清末生于赛龙书香之家。幼入私塾，就读数年，由《三字经》《百家姓》，进而四书、五经、《古文观止》，无不了然心中。民国初年，适于走马岭，一大户人家。夫家亦诗书继世，家中藏书甚富，且有部分医籍。盖昔日大户人家，多喜购置医书，闲时研习，仅为了解医药常识，以为养生之需，应急之用，却不行医。张见医书，取而读之，颇能引人入胜。久之，渐有领悟。家人生病，开方试服，时或获效，时或无效。凡无效者，延医到家，借便虚怀求教，更或求学脉诊，医见张妇不耻下问，多能如其心愿。如此十有余年，张学识日增，非仅家人小病可医，偶亦给外人疏方治病。

斗转星移，时序变迁，未及数年，四川解放，张之夫家，划为地主，田舍没收，移居茅屋。子女悉外出谋事，家中惟张与夫君。二人均近六旬，昔日未事耕耘，而今荷锄挑担，人老力衰，农事生疏，耕作数载，年年歉收，生活颇艰。乃思，我既晓医药，何不借医求财，以解家困。

张见周邻尚无女医，妇科疾患面对男医，羞涩述说，难以启齿。乃决计做一妇科医士，遂抽时间，将家中妇科书籍，一章一节，一病一症，一方一药，多次翻阅，反复研习，久之，自觉成竹在胸。见邻妇有病，辄自荐而医，每多良效。然走马岭，并无场镇，在此行医，声名难扬，业务难开，遂决计移居赛龙，选址横街。赛龙系一场镇，住户众多，人口稠密，且是其生长故地，亲朋故友，多能帮衬，为其传扬。果然，移居不久，亲朋引荐，熟人推举，周邻群众，便知张学医多年，专攻妇科，善治妇女杂症。且病人愈后，又互为转告，于是求治者，日渐增多。逢场之日，更是候诊盈门。

随着医名外扬，内、儿疾病，亦往求诊。

当是时也，余正习医，未曾开业。闻听此事，颇觉稀奇，盖赛龙素无女医。一日逢场，专去横街，亲睹其诊病疏方。张之住所，临街商铺，中间壁隔，前为诊室，后为卧房。诊室一桌，靠壁安放，几本古书，叠放桌上。张衣着朴素，却甚整洁，头发花白，后挽发髻，额布皱纹，挂一眼镜，坐于桌之左侧，桌上一支钢笔，一个作业本，作为处方之用。下方一妇，背门而坐，伸手让张诊脉。余向张问询后，告之家父大名，伊便起身，欲为我安坐。余忙止之，告曰："站立长辈之侧，更能细观长辈诊病。"环视室内，候诊者坐满几根长凳，有老有少，多为妇女，另有两位男性，亦在候诊。张切脉察舌之后，便询问病人症状。患者告谓："月经延后，色黑量少。"张又问："小腹痛否？"妇谓："腹中冷痛，热敷痛缓。"问毕，张提笔在一作业本上，竖向开方，字迹清秀，排列工整。待其疏毕，乃桃红四物汤，加吴茱萸、干姜、艾叶也。后又见张所诊数人，都不离四物汤加减。随后又一老翁求诊，张切脉望舌之后，又详细问询老翁症状，然后从桌上翻出一本古书，查找一番后。才疏一方，交给病人。

待病人去后，乃谓余曰："内科繁杂，尚未熟谙，轻病尚可应付，顽病犹需查书，方可放心。"旋又曰："半路出家，老而善忘，实属无奈。"

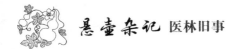

随后，余翻看此书，乃是龚廷贤之《万病回春》，系民国时期上海千顷堂出版的石印本。又看另外几本，悉为妇科书籍，依稀记得有《妇人良方大全》《傅青主女科》《女科要旨》。

伊曾向余介绍一些妇科验方，如妇女带下日久不愈者，以蜂蜡一钱，鸡子二枚，加水与红糖适量，蒸食。连服数次可愈。妊娠恶阻，用鲫鱼一条，重二三两者，剖腹去肠杂，砂仁一钱（3g），生姜三片，共入鱼腹之中，放盐少许，入碗加盖，蒸熟而食。每日蒸服一条，连服三四条即愈。

古往今来，自学中医者，不可胜计，然需矢志不移，方能成为良医。如清初名医沈又彭（字尧封），少习举子业，屡试不售，年三十，乃闭门习医，十年技成，所治辄愈。近代名医岳美中先生，初读私塾，后入师范，原本从教，后患肺痨咳血，身体孱弱，辞职回家，自学中医，不但治愈己病，且成一代名医。晚年感言：无恒难以做医生！其事见《名老中医之路》。

余幼时，学医贪玩，家父在中公，尝以古之箴言教余："人而无恒，不可为巫医！"此言得之。

王世钟晚年纂《蒙筌》

王世钟，字鸿音，号小溪，四川岳池人。祖籍湖北黄州府麻城县孝感乡亮坝堰。王氏曾祖子怀公，于清康熙初年，随"湖广填四川"大潮，始自湖北迁入四川，落业岳池县资马乡新民里，上马寺寨下之潘家沟（20世纪末为大佛乡上马寺村，2019年大佛乡并入罗渡镇，上马寺村并入凤凰村），距离余老家，仅数里之遥，因有机缘了解王氏后人。

王氏祖父，恒杰公字万共，父于兴公字畅和，俱为太学生。王氏幼承庭训，习诵儒学，为国子监生员。其弟世镇为武生，世镇之子久嵩、久峰，侄久征，俱为监生，久峰、久征，并获九品吏职。于此可知，王氏家族，实为书香门第，并将读书求仕，作为家传。

王氏虽承家学，并获监生，然幼多赢疾，乃弃儒就医，慕范文正公"不为良相，即为良医"之志，中年之后，便离黉门，潜心医道，涉猎方书，精求要妙，并考古证今，奋发编摩，苦志辨疑订误，殚心汇纂医书，辑为《家藏蒙筌》十六卷。其本意：为子弟辈取资，初学启蒙，"著为家藏，以传后裔"。书稿初成，友人争相传阅，大加赞赏，并力促刊刻行世，造福后人，遂于清道光十六年（1836年）剞劂成书，藏诸筴笥，作为家传。

潘家沟近郊，有广山禅寺，殿宇宏伟，香火鼎盛，远近闻名，实因寺内住持光德和尚之故。光德俗家姓廖，少失怙，家淡泊，饔飧不继，遂皈依佛门，并随广山寺长老广澄和尚，学文习武，研习岐黄。及长，光德武艺超群。嘉庆初年，白莲教侵犯乡曲，乃出面招募乡勇，教以武艺，并带领团勇，奋勇杀贼，贼闻风逃窜，岳池及周邻各县，遂得安宁。战绩上报，朝廷嘉其忠勇，授六品官衔，不就，因受官绅百姓尊重。光德又精于医，诸凡内外妇儿，无不妙手回春。尤其伤科，更为精妙，勿论筋肉扭伤，脱臼骨折，下手而痛除，服药伤即愈。光德治病，不取分文，因而求诊者，络绎不绝。百姓感念光德大师恩德，除初一、十五朝拜菩萨外，还向寺庙添加灯油，捐助功德，故而广山禅寺，香火旺盛，门庭若市。

王氏既与光德毗邻，复因志趣相投，遂过往甚密，切磋医道，成为至交。《家藏蒙筌》初成，光德自是先睹为快，随后又经"贡生文青选、周钟秀等，俱深知医"者阅读，皆谓："是书所关苍生性命，非他艺可比，不应藏之于家，宜于公之于世。况经县主阅正，今仍吝之，得毋？"（见《家藏蒙筌·索序书》）王氏遂于清道光二十四年（1844年），由文盛堂重刻行世。当地文人医家，悉获赠阅。

笔者家世业医，且与王氏，仅数里之遥，祖上亦获赠此书。余幼年曾见此书，木刻土本，计有八册。尚能记得扉页有"版藏岳邑上马寺南麓"数字，并盖"不收分文"墨色印章，然经多次搬迁，保管不善，书为虫鼠所毁。2016 年 7 月，获悉中国中医药出版社重新整理《家藏蒙筌》，分上下两册出版。邮购披阅，书中除王氏自序外，尚有贡生文青选、岳池县令陈应聘、候补儒学周元章、甘肃靖远知县郭先本之序言，足见当时文人对此书之重视。

全书凡九十余万字，分为十六卷，首论脉学、经络、五脏补泻、十剂、亢害承制、服药法等基础理论。卷二为伤寒门，论述三阴三阳、寒温表里、汗吐下法、看目、辨舌、阴厥阳厥辨、温病暑病辨、伤寒攻补、伤寒发斑、六经脉证治法、合病、并病、两感等之辨治。卷三至卷十前部，论述内科病症，共计 65 类。卷十后部至卷十一，论述妇科病症，载病 47 种；卷十二，论述儿科病症，14 种；卷十三与卷十四，论述外科病症 20 种，末附针灸；卷十六为本草部分，载药 387 种。阐明每药性味、归经、功能、主治、临床应用、炮制、禁忌。

全书内容广博，病涉内外妇儿，涵盖外感内伤。全书语言朴实，要言不烦，"辨脉昭晰，论证详明"。既有较高的学术价值，又具较高的理论与实用价值。不失为初涉医道之善本。

如此鸿篇巨著，在光绪年间编纂的《岳池县志》里，竟无只字片言。其中"人物志"所载多：忠义、孝友、寿耆、隐逸、流逸等有关人物。"艺文志"里，非但未介绍该书，名人"传"里，亦无王氏传略。可见医药与科技，在清代并未受到地方官员的重视。为使王氏英名不致湮没，乃撰文简介。

翻阅《家藏蒙筌》全书，未见王氏生卒之年，遂辗转寻得王氏后裔，借得《王氏族谱》，按谱查阅，乃知王氏昆仲凡三，世钟为仲，其兄世锡与世钟生卒年月，《族谱》俱未记载。其弟世镇，生卒年月，记载颇详，世镇生于清乾隆五十年（1785 年）八月二十日，逝于清道光十三年（1833 年）十月二十五日。按此推算，王氏应生于清乾隆五十年（1785 年）之前。《家藏蒙筌》脱稿之后，曾作《索序书》向岳池县令陈应聘，请为该书作序，是岁为清道光二十三年（1843年）（是年，其母鲁氏健在，年己八十三岁），当年王氏年岁，理应六十左右。王氏另一著作《医学入门》，由植槐堂王氏家刻于清光绪二年（1876年），彼时若王氏健在，则年逾九旬矣。故王氏当生活在乾隆晚期至光绪初年。

为医者宽容待病家

"凡为医者，需卑谦宽容，心系病家。人或唾面，自拭乃已，勿与争执。"此乃家父早年，对吾辈之教导。

幼时，白天上学，夜读医书。晚饭后，与三弟并排而坐，同读《医学三字经》《寿世保元》。偶尔为小事争吵，甚或动手。家父见之，余受责自多，随后便说："尔等既欲为医，则需有容忍谦让之心，岂可闻言逆耳，便发脾气，甚或动手动脚。将来行医，若遇病人服药无效，当面责备'服尔方药，毫无效果，病情反增'，汝岂骂病人哉？为医者要心怀仁慈，善待病人。或受委屈，事后白之。"随即为吾兄弟，讲了一位良医的故事。惟年代久远，故事人物，已忘其姓字，仅能记得故事梗概。

昔有某医，心地善良。一日，有请出诊者，医随往之，有间，来至病家。观其桑户蓬枢，土阶茅茨，知其家贫。旋一妇出，蓬首跣足，衣衫褴褛，谓某医曰："良人患病日久，无钱医治，已饮食难进，卧床不起，烦先生里屋诊脉。"某医随妇入内，见病人形销骨立，气息奄奄，仰卧于床，不能动弹。知其病重，切脉良久，细察舌苔，又详询病情。经反复推敲，乃疏一方，自视方药，颇觉对症，遂对病人言："君家病虽沉重，服下此方，病当缓解，连进数剂，渐可向愈。"病人闻言可愈，面有悦色，连声感激，随嘱妻子，多给诊费。医见病家如许贫困，乃谓患者夫妇曰："君家刻下繁难，待尔发达，再来索取诊金。"

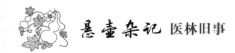

说罢拱手，转身离开病家。

某医逶迤到家，歇息未久，病人之妻，紧随而至。

医生见之，忙询："汝即随来，莫非尊夫病情突有变化？"

患者之妻答曰："非也，非也……"

医再询："却为何事？"

"……"妇低头不言。

医见妇低头不语，又谓："勿论何事，但说无妨。"

妇见医和颜悦色，耐心询问，便壮胆而说："吾家素贫，为治良人疾病，昨日方从娘家借回二百文钱，放于病夫床头，适才取钱捡药，钱已不见，翻遍枕席，仍是渺然。昨至今日，除先生看病，亲临床榻，别无他人到此，吾欲询……"医生闻说，便晓其意，即谓曰："噫，原来如此，余诊病时，见铜钱就在床边，以为诊金，遂收囊中，不知汝家无钱配方，我今还汝便是。"医即从内室取出二百文铜钱，交付病人之妻。伊怡然以归。

病人服下某医方药，逐日病减，时仅浃辰，便得康复。病人愈后，妻子整理床铺，方见那二百文铜钱，掉在床下。乃悟：前日冒昧，已委屈先生矣。于是夫妻商议，同至医生家中，还钱道歉。

且问医生："先生既未拿我铜钱，何甘领冤屈，自垫钱财？"

医者笑谓："时君家病情危重，尊夫人为治君病，艰难筹款，欲去配方，钱突丢失，君家苟知，定然着急，病必加重，甚或丢命。为使君家能安心服药，危病转安，进而获愈，乃垫付铜钱，捡回方药，既俾君家能及时服药，又免君家心中急虑，而加重病情，甚或危及生命。至于吾之名声，岂能重于君之性命乎！"二人闻言，感激涕零。

家父言罢，乃谓吾辈曰："为医者，当心存慈善，时时为病人着想。汝可记住？"

吾与弟皆诺。

中篇 病家趣闻

井水挽救老妪命

有应姓人家，与余毗邻。户主应三合，其妻早亡，家中惟一母一子。应母年虽耄耋，尚不得闲，做饭洗浆，喂猪养鸡，全由应妪承担。三合一子，年甫十三，早已辍学在家，助父耕耘。

1953年，农村悉为单干，初夏时节，既收豆麦，又忙插秧，农家老小，皆无闲人。应妪忽又染恙，初觉身热恶寒，头身疼痛。昔日农家，经济拮据，人或生病，便采草药煎服，或以姜葱辣椒，煎汤煮面服食，以冀汗出病退。诸方用尽，病仍不减者，方始延医诊病，配方服药，花费虽少，仍觉艰难。初，应妪自采紫苏、薄荷，配以生姜、火葱等品，煎汤服下。次日病情益重，且见大汗淋漓，高热如焚，口渴频饮，卧床不起矣。三合无奈，方延杨渊如先生来诊。杨据脉症，诊为温病，投银翘白虎汤加减。服药一剂，妪病未减，仍高热汗出，口渴频饮，偶有谵语。

应氏农耕传家，妪子三合，除会种地，别无技艺。家中用度，除卖粮食、禽畜，或打短工，别无收入。应妪生病之际，非但家境困难，且值抢收抢种，欲待农事稍过，再去筹钱医治。一连旬日，未再延医。除三餐送碗粥羹，平时无人照料。

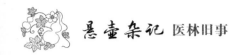

应妪独自卧床，终日喊渴，子孙在家之际，方可得水而饮。一日渴甚，家中无人，便艰难起床，寻水解渴。孰知卧床日久，纳食甚少，身体日孱，脚刚触地，便觉头重脚轻，晕不能立，跌仆在地，欲起无力，匍匐向前，爬向水缸。昔日农村，节省柴火，多不烧茶。渴则缸中舀水便饮。盖应家所居，土墙茅舍，背靠山岩。岩下一井，源远流长，井水清澈，冬暖夏凉。因其单家独户，井水一家饮用，因而井水终日外溢。应家为省挑水劳力，剖竹去节，引水入缸。为防缸满水溢，便将灶房水缸，移至门外阶沿，即使缸满水溢，亦免水淹屋湿。

应妪爬至缸边，手抓缸沿，张口饮水，咕咕饱饮。甘冽下肚，烦渴顿解，精神稍振，身热未除，便躺缸侧，借其缸周凉气，散解身热。况其住房，竹木掩映，凉风习习，卧之于彼，发热之躯，顿觉舒坦，旋入梦乡。良久，妪孙回家，见祖母席地而卧。惊呼摇晃，祖母乃醒，着力扶起，搀腰进屋，卧于床上。孙儿扪之，祖母热退身凉。询之，口不再渴，头昏身痛，悉已缓解。此后饮食渐开，居然痊愈。更为奇怪者，老妪牙齿，本已脱落，次年春天，竟然长出一口新牙。

《中国医学大辞典》云：井泉水，"甘寒，无毒。清热，补阴。治热闷，烦渴。"应妪温病烦渴，开怀畅饮井水，竟能消热止渴，愈其温病，亦属少见趣闻。此后身体健康，除家务外，尚可参加轻微农活。惜数年后，农村集体食堂兴起，生活艰辛，三餐难饱，不尔，应妪或可活至百岁。

畏药猛扣减方药

刘唐氏，年逾六旬，赤医刘某之母也。暑月病温，初始刘君开方自治，服药三剂，病情不减，延余往诊。切脉洪数，舌苔黄厚，身热汗多，渴欲冷饮，心烦不宁，三日未曾更衣，脘腹胀满，按之硬痛，小便短赤，纳谷不进，惟饮汤水。诊为里热炽盛之阳明温病，投以白虎汤合调胃承气汤。药用石膏八钱（24g），知母四钱（12g），硝、黄各三钱（9g），甘草二钱（6g），加栀子、连翘、麦冬、苇根等味以清热生津，泻下热积。次日复诊，诸症未减，脉仍洪数。遂于原方硝、黄各增至五钱，石膏增至一两。第三日再往，不特无效，且唇焦苔黑，扪之棘手，时有谵语，唇颤指蠕，已有动风之象矣。遂询刘君："前疏两方，药味可曾齐全？"（刘君自有药房）盖刘君早年，尝拜师学医，然学业未精，虽对药性粗有了解，而临证瞻前顾后，乃低声答曰："我以母体素虚，自病以来，谷食未进，恐不耐硝、黄、石膏之猛，故首剂硝、黄，悉去未用，石膏减为三钱。昨见病情未减，稍用硝、黄各二钱，石膏五钱耳。"余曰："病重如斯，却私扣方药，令堂如有好歹，外界岂知实情？罪我药误，我能白其冤乎？"刘君大惭，恳余重新立方。遂据脉症，改用增液承气汤合人参白虎汤，另增紫雪丹一支兑服。方中硝黄各用至一两（30g），石膏二两（60g），生晒参三钱（9g）另炖。余监刘君照方而配，并亲为煎药，视刘母服后，始离刘家。

次日复诊，刘君告谓："昨方服下，约两小时，大便连解两次。初为干结燥屎，次为溏便，气味极臭。夜间又泻一次，今晨已索稀粥矣。"

余随刘君入室，见唐妪闭目静卧，形体消瘦，精神不振，扪其头身，热退身凉，脉见微细，舌转淡黄。询其所苦，谓："起则头昏乏力，谷食乏味，口微渴耳。"乃拟四君子合益胃汤加减，以善其后。

亦有医生患病，自医无效，延请他医，又疑方药，自行改动者例。

余乡居时，赛龙逢场，辄坐堂药店，店中医生凡四，另有三位，皆为前辈。一姓严，名更生；一姓魏，名绳古；一姓徐，名在和，俱已花甲之外，时余年方而立。先父在时，与三前辈悉有过往，因与熟识。严先生座与余邻，诊余之隙，常为余闲聊医界往事。

一日，谈及赛龙前辈医师黄春甫先生，晚年卧病，日久不愈之事。

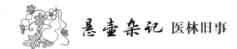

　　春甫先生，为赛龙近代名医，喻八味茂然先生弟子。黄先生对温病颇多心得，药喜寒凉，视桂附如猛虎。20世纪60年代中期，先生年近七旬，忽头昏身痛，高热口渴。初时自医，药用银翘柴葛、膏知芩连等辈，服后热退，而洞泻不止，改用葛根芩连等剂，泻仍不止。又用芍药汤，泻下如故。乃命子女，延请师兄蒋云程诊视，蒋据脉症，诊为病属中焦虚寒，拟附子理中汤加味，药捡回家，春甫先生畏姜附辛热，恐伤阴津，私自选出附子，并将干姜减量。煎服两剂，洞泻如故。

　　后又延他医，他医去后，黄仍按自己喜恶，改动方药。服后无效，再换别医。久之，诸医尽从药房得知：所疏药方，悉经黄擅自改动。此后黄家再请，皆借故推辞。黄无奈，只得自开方药。迁延数月，便驾鹤西去。

妊妇畏药倾床下

　　余乡居时，治周某之妻，石姓少妇，患妊娠恶阻。进食则呕，挟以痰涎苦水，平时目睹污秽，亦干哕连连，已半月矣。询其他症，微恶风寒，头时晕眩，倦怠喜卧，切脉平和，左稍滑耳。又询经汛，已两月未至。乃谓其夫曰："令正所患，实非他病，恐妊娠恶阻耳。"周某闻之，喜不自禁，旋又愁生，问："如此呕吐，难进饮食，日见消瘦，岂不殃及胎儿？"余曰："服药治愈，母子无妨。"彼即促余开方，遂以小柴胡合香砂六君子加紫苏叶。嘱服二剂。

　　三日后，周某复邀余诊，呕吐未止，食亦难进，他症如昔，惟终日嗜睡。又于上方加赭石、水竹茹。嘱再进二剂。孰知仍无效应，三餐谷食不进，惟取坛中泡菜，煎取酸汤，可饮碗许。其夫改延他医，进药二剂，病仍如初。

　　周某素信于余，复邀往诊，适妇新有感冒，卧床不起，遂入室诊之。坐其床前，忽闻药味，四顾房内，未见盛药器具，因疑前所方药，妇或未服，暗倾墙角。出谓其夫曰："令正之病，以脉症论之，与所疏方药，本属对证，却无寸功，殊实难解。适才室内诊脉，偶闻房中淡淡药味，余疑令正，或恶药苦，未服其药耳。"周某乃悟："怪生，每送药至，伊或端至室外，或嘱放于凳上，待凉而服。余忙事务，从未留意。"彼闻余言，遂入内室，四处察看，果见床下，地湿一片，散发药味。便怒曰："吾连日煎汤熬药，汝却背我将药倾泼，尔不惜钱财，亦不惜命乎？"妻见事露，面有赧色。曰："中药味苦，实难下咽，畏药习性，自幼有之。"余曰："可少量频饮，药入腹中，病即可愈。迁延日久，非但自身受损，亦贻害胎儿。"石妇乃谓其夫曰："吾当忍苦以服，不再倾药矣。"数日后遇周某，告谓："此后仍不放心，每服汤药，辄亲往督之。果服一剂，呕止食增，诸恙渐除矣。"

喂药嫌烦求打针

尝见青年夫妇，初为父母，每遇儿病，心烦气躁，尤以远其老父老母者，更为明显。所以然者，烦于喂儿服药之故也。病孩服药，悉畏药苦，汤药进口，随即吐出，再次强喂，孩便号啕拒之，甚或手舞足弹，头侧口闭，拒药入口。声泪俱下，哀怜号啕，父母见状，固难着手，心亦焦烦，为求省心，便求西医，打针输液，免除喂药，省却烦心。如此再三，凡儿生病，则输液不离，服药反难获效。

有王姓孩，诞仅八月，罹小儿咳喘，父母烦于喂药，住进医院，将孩交与医护，打针输液，不劳父母动手，仅做患儿陪护，照顾起居温饱。虽免喂药之烦，却致孩童频病之苦。王孩出院数日，喘咳复起，匆又入院，连续三月，住院八次。祖母闻询赶来，得知耗费破万，而喘咳依然如故，病体恹恹，乳食不香，遂大骂儿媳："自己没能力挣钱，花钱却如泼水。脑壳呆板，不知

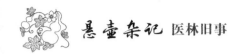

转变，西药无效，不晓得改求中医呀？"怒气未平，抱着病孩，一路骂来求诊。据其气喘咳嗽，喉中痰鸣，咳急反呕，头身汗出，舌苔白腻，指纹浮淡红，诊为痰湿阻肺，肺失宣肃，拟三拗合二陈汤入紫苏子、白芥、厚朴等品，成宣肺平喘、止咳化痰之剂。病孩祖母，亲自煎药喂药，仅服一剂，咳减喘缓。又于上方加减，三剂后，咳息喘平。再拟六君子汤加黄芪、山药等品，健脾益肺之方，纳食增多，体渐康健，此后感冒甚少，未再喘咳。青年夫妇始知，中药治病，价既低廉，见效却速，且愈后未再频频复发，自后深信中医。

又，石君卫国令郎，甫二岁，春月患病，初仅微热，未予重视，入夜高热口渴，烦啼不安，周身红疹。求治某医，父母嫌喂药麻烦，仅求注射针药。某医顺其心意，当日注射针剂二次，白昼热退，入夜高热复起。邻人闻孩通宵哭闹，次晨前去探望，见孩病重，乃教其：西药无效，宜改服中药，小儿之病，切勿耽搁。父母乃带孩来诊。

见孩壮热口渴，周身红疹，以头面腹背为多，皮肤发痒，自搔不停，兼纳差腹胀，大便干燥，小便短赤，耳后起核，按之微硬，舌红苔黄，指纹沉紫，已达气关。诊为小儿风疹，系风热炽盛所致，拟清热解毒，祛风止痒之剂治之，药用银翘散去豆豉，加蝉蜕、菊花、赤芍、地肤子。疏方后，谓孩父母曰：此药一剂可愈。

次日，夫妻带孩，复来求诊，谓儿身热稍减，红疹未退，瘙痒如故，夜更烦啼，指纹沉紫，遂于前方加牡丹皮、白鲜皮，令其再服。

越二日，夫妻抱孩再至，余询之："疹退痒止否？"曰："未也，昨日又求某医打针二次，今红疹瘙痒依旧，通宵烦啼。针药确系无效，因求老师再诊。"余察指纹，并观肌肤红疹后，再审方药，颇觉对证，缘何无效？思忖再三，难明就里。

时拙荆在侧，忽谓孩母曰："汝喂儿药，可曾下肚？或喂药过少之故。"

孩母见问，即曰："儿见药碗，便摇头哭闹，手足舞动，吾与夫君，一捉手足，一按头喂汤药，药进孩口，咕噜发声，咽下甚少，溢出反多，孩胸衣湿。吾与夫君，手忙脚乱，汗出心烦，相互责备，放下药碗，赌气闷坐，惟儿长啼。因喂药甚难，儿病辄求打针。"余乃得其实情，乃曰："药虽对证，服入欠量，亦难获效。"

拙荆从旁谓曰："汝喂药不得法耳。"遂教以喂药之法：手持勺匙，取药八分，微仰儿头，匙由口角而进，轻轻压舌，缓慢喂进，待闻小孩吞咽之声，方出勺匙，复喂如前。女闻即曰："领教了。"余又谓曰："前药对证，不再开方，可续二诊方一剂。"夫妻闻之，抱孩以归。数月后，孩腹泻来诊。喜谓拙荆曰："遵师母之法喂药，药汁勺勺入肚，且不因哭而药出矣。"

亦有既惧给儿病喂药，而又素不相信中医者。

如曾姓孩，诞仅十月，冬月感冒，高热喘咳。患儿父母，惧喂药儿，遂送入医院，住院治疗。经输液七天，发热渐退，咳喘渐平，出院回家。次日发热复起，咳喘又作。遂再次入院，经治两日，诸症不减。转入重庆某医院，诊为"小儿毛细支气管炎"。治疗十日，发热退，咳喘平。办理出院，带药回家，继续治疗。讵料次日凌晨，发热再起，连带咳喘。因已两次住院，花费逾万，病仍未愈。父母愁肠百结，无奈外出筹钱，准备再去渝州。有邻人见孩病难愈，专来荐举余为诊，时祖母在家看护病孩，闻之抱孩来诊。

据其咳嗽不爽，连声不断，咳剧则面红耳赤，直至呕出乳汁痰涎，咳方暂息，伴喉中痰鸣，抬肩喘息。发热无汗，测其体温，达 39.2℃。不时烦啼，口渴欲饮，咽喉红肿，不思乳食，舌红苔白，指纹浮紫，已达气关。诊为痰热阻肺，肺气郁闭所致。拟开表逐邪，清热肃肺，止咳化痰之剂。方用射干麻黄汤合麻杏石甘汤加减。

老妪回家，即煎中药，滤出药汁。喂药之际，儿媳杨某，回家闯见，便阻止婆母喂药，并将罐内药汁药渣，倾入垃圾桶中。指妪责问："孰叫汝带儿去看中医？大医院都难治愈，诊所中医岂能治好？休将我儿给人试验！"盖

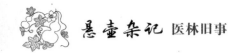

老妪带孩来诊，未经儿媳同意。今被见责，虽多委屈，亦不敢发泄，惟含垢忍辱而已。

所幸药服一次，头身微汗，体温下降，咳喘平息，安然入睡。杨某始惊中药神奇，乃转怒为喜。惜药渣已倾，央促婆母，急来诊所，再配原方一剂。老妪来时，将儿媳责骂，落泪相告。

上方服后，患儿咳喘，日渐好转，惟生病日久，纳谷未复，口渴欲饮，偶咳两声，大便二日一行，解出甚少，舌淡红，苔薄白欠润，指纹淡紫，已退风关。此肺胃阴伤未复，当养胃滋肺，用益胃汤加减。

此后曾感冒咳喘数次，因及时来诊，均未发热，悉以解表宣肺，止咳化痰法治之，皆一剂而愈。自此患儿父母深信中医。

欲求速愈频更医

昔有"欲速则不达"之训，言不从实际出发，急于求成，一味图快，反而难达目的。

行医中，屡遇性急病人，求医辄盼药到病除，每嘱医生：药量加重，或兼配西药，更或打针输液。初延甲医未效，即更乙医；未效又求丙医，寻常之病，连更数医。怎知甲乙诸医，术或有别，流派各异。切脉辨证，或表或里，或寒或热，或虚或实，岂能认识一致，辨证一有差池，方药岂能相侔？前后方药，或有抵牾，反致疾病迁延。且某些病症，病情复杂，寒热虚实，盘根错节，头绪纷繁，凡医猝诊，岂能一目了然。虽辨证准确，投方无误，而病之消减，亦恍若抽丝剥茧，又安能一蹴而就。

亦有病症，临床表现，似是而非，形似此而实为彼者，亦复不少。猝难辨证确切，常需先用方药试探，因致初诊疗效不显。即使医圣仲景，遇此情况，亦先疏方，探明病情，方能辨证准确。如《伤寒论》第100条："伤寒，阳脉涩，阴脉弦，法当腹中急痛者，先与小建中汤；不瘥者，小柴胡汤主之。"脉见涩弦，颇似气血亏虚，中焦虚寒之小建中汤证。然小柴胡汤证，亦有脉弦，或然症中，亦有腹痛，究属何证？初诊难以确诊，遂以益阴和阳之小建中汤试病，服后病不瘥者，乃知方不对证，而是小柴胡汤证矣。又如第209条"若不大便六七日，恐有燥屎，欲知之法，少与小承气汤，汤入腹中，转矢气者，此有燥屎，乃可攻之，若不转矢气者，此但头硬，后必溏，不可攻之。"又如第214条"阳明病，谵语发潮热，脉滑而疾者，小承气汤主之，因与承气汤一升，腹中转矢气者，更服一升；若不转矢气者，勿更与之……里虚也，为难治，不可更与承气汤也。"另在《金匮要略·痰饮咳嗽病脉证并治》亦有之，如第38条："咳满即止，而更复渴，冲气复发者，以细辛、干姜为热药也，服之当遂渴，而渴反止者，为支饮也。"医圣仲景，遇到病情扑朔迷离者，尚需以药探病，况我辈凡医乎？

张君，小学教师，年近三旬，2004年深冬感冒，症见恶寒头痛，喉痒咳嗽。为求速愈，初服西药（民间有西药见效快，中药见效慢之偏见）未效，改求中医，仍未获效，复求西医，连日输液，如此中西交替，病仍如故。乃赴南充、重庆等地检查，仅肺部纹理增粗。开药回家，药尽又照方购服。经治数月，病反缠绵。次年九月，来就余诊，动辄汗出，时有寒热，头昏脑涨，咳嗽痰稀，夜间为甚，口苦纳差，大便溏薄，脉浮弦无力，拟用柴胡桂枝汤合玉屏风加附片、茯苓、百部、紫菀等味，一剂咳缓，汗少、寒热头晕亦除。原方加减，又进二剂，诸恙悉瘥，再以香砂六君加味，健脾扶正，以资巩固。

又，钱姓男，年逾不惑，患头昏重胀，项背强痛，咳嗽痰多，舌苔白腻，初服西药未效，来就余诊，据其脉症，诊为挟湿感冒，拟神术汤合三仁汤，加葛根、羌活等味，服药一剂，未再复诊。数月后，再次来诊，告谓："吾脑昏重依旧，前去重庆、成都医院检查，诊为'脑供血不足'，然服药数月，昏重依然。再求先生仔细诊治。"细询之，头胀如裹，沉重如压。项背绷紧，舌苔薄腻，仍按风湿感冒，祛风除湿组方，药用羌活、葛根、苍术、荆芥、防风、藁本、柴胡、川芎、枳壳等品，嘱服三剂。二诊病去过半。上方加减，又进三剂，遂愈。

1997年夏，一王姓男，年逾天命，中风偏瘫，更医凡三，悉无效验，抬来求诊。见左侧偏瘫，软不能动，扪之不温，掐之知痛，语言不利，口角流涎，舌苔白润，兼头项强痛，微恶寒等症。拟小续命汤去附片，加葛根、柴胡。服一剂，头痛项强，恶寒均除，语言正常，流涎减少，患腿能抬，并能站立片时。加入益气活血之品，四剂后，脚温有力，已能拄杖慢步，行走三里，独自来诊，而上肢仍下垂乏力，不能活动。稍作加减，又进三剂，行走更稳，而左上肢病情如故。王疑余故意拖延，改求他医。仅服三剂，下肢日渐沉重，行走困难。又听人言：邻水某地，有一村医，专治瘫痪，治无不愈。遂包车前往，且住村医家中，治疗八日，竟致脚瘫如初，卧床不起矣。村医见状，自知治疗有误，乃劝入医院。王又包车回家，再次抬来乞治。经余三诊，并加针灸，患脚又可行走，王不再他求，经十余诊，手渐活动。

此皆求愈心切，多处求医，反致疾病缠绵之例耳。

亦有患者，因不愿等候，与病人或医生或药房争吵，赌气离去，他医不愈，复求前医者。师辈尝有遇之，余亦曾遇之。

一蔡姓女，花季之龄，经水淋漓三月不止，屡经医治，殊无效果。其姊陪同，来乞余诊。患者来时，尚有数人等候，其姊便欲先诊伊妹，众皆不允，姊怒曰："舍妹出血三月，迄今不止，面无血色，尔等视而不见乎？"一老者答曰："吾年逾七旬，患病多年，虚衰喘息，仍排队等候。"余见蔡女面色苍白，精神不振，知其病重，便与众人商议，众方相让。切脉沉细，询其症状，经水淋漓，日久不净，色淡清稀，偶尔排出丝状暗黑瘀血，腹冷隐痛，伴四肢乏力，纳少艰化，大便细如笔管，舌淡无华，苔薄白。诊为气血亏虚，冲任不固，血失统摄。当益气摄血，固冲止漏。方用十全大补汤，去肉桂，加炮姜、仙鹤草、小茴香等品。药方疏就，交与药房，药房尚有数张处方等候配方，患者之姊，又要司药先予配药，司药告知仅有三张处方，就依次而配。伊便不依，愤然怒曰："城里医生多的是，离了胡萝卜照例成席。"余即告知患者之姊："汝可持方别店配药。"伊昂首不听，搀扶伊妹，骂咧而去。数日后，蔡女再乞余诊，告谓：漏下依然如故，且更乏力，余症如前。余查出前日处方，仅将党参改为红参，原方予服，一剂下咽，漏下即止。原方加减，连进数剂，精神渐旺，饮食调理，月余康复。其姊复来道歉致谢！

女婴病重竟弃治

合川新建公社，有一周姓人家，三代单传，其子娶妻严姓女，婚后六稔，连生三女，阿姑颇不称心，动辄责骂儿媳："肚子不争气，只会生母崽。周家香火，断送尔腹。"几次逼子离婚，另娶妻室。然其子夫妇，相爱甚笃，不听母语。母因子贵，严妇三胎皆女，自然不受婆母重视，每听辱骂，惟隐忍而已。

1970年暮春，严妇小女，染患麻疹，护理不当，致麻毒内陷，疹出即隐，高热烦渴，咳嗽喘促。住入当地医院，治疗三日，病势未折，反有加重之虞。麻疹不得外出，高热持久不退，昏睡无神，时有抽搐，咳嗽喘喝，鼻翼扇动，哭声嘶哑，无泪无涕，汗尿皆无，唇焦舌黑，枯裂棘手。医院劝其转院治疗。

严回家筹钱，婆母本重男轻女，闻孙女病重，犹需钱财转院治疗。骂道："一屋妹崽，死便死，何枉费钱财。"不肯给钱，且令儿媳，背孩回家。严呆坐里屋，潸然泪下，不肯离家。婆母见儿媳不肯行动，便独自去到医院，背回病孩，将病孩与背篓，同弃户外，待其自毙。孩母亦不敢将孩抱入屋里，

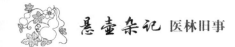

悲啼通宵。严妇娘家，与余毗邻，次日凌晨，急回娘家，向母哭诉。乃母闻说，愤然作色，切齿痛骂姻亲，偕女来求余诊。余悯而往诊，与其母女同赴周家。周母素知严母泼辣，今见严母怒面而至，便强作笑脸，出门相迎，并将病孩抱回家中。

喜病孩命长，经宿未毙。观其萎靡昏睡，不时惊哭，面现哭容，不闻哭声，唇焦起裂，舌苔枯黑，燥裂无津，抚其头身，高热灼手，肤燥起皱，疹点全隐，咳声不扬，频频喘促，泪、涕、汗、尿、口津俱无，偶有抽搐，指纹青紫，透关射甲。此热毒炽盛，内扰血营之重证也。急当清热解毒，凉营透疹。即调服紫雪丹半支，以蜂蜜水灌下，旋疏人参白虎合清营汤加减，药汁兑入蜂蜜，频频与服。

次日往诊，热减津回，咳稀喘平，麻疹外透，声音亦出。上方去犀角、晒参，加入桔梗，续进一剂，热退身凉，疹子减退，诸恙渐除，惟纳食未复。乃以沙参麦冬汤加减，益气养阴，清解余邪，半月而痊。

其后，严妇连生二子，婆媳关系自始谐和。

两方不决抓阄定

周翁中立，赛龙人。其父辑五先生，为我地民国名医。中立早年，曾随父学医，却见乃父诊务繁忙，白昼门庭若市，夜犹乘坐肩舆，赶去远处病家，日夜少息，过劳早逝。中立悲痛万分，遂誓不为医，而以课童为业。余乡居时，先生已步入老年，家人有病，辄招余诊。惟其多年授课，养成健谈。余每赴彼家，先生常谈乃父往事，言辞绘声绘色，讲述滔滔不绝。一日，述及乃父为石龙张姓富户治病趣事。

张翁，年六旬许。初因感冒伤食，病本易治，医不得法，病反转重。见高热不解，口渴频饮，而需热汤，偶有谵语，腹痛拒按，时泻稀水。延请乃父往诊，乃父诊为阳明腑实，疏承气汤，而重用大黄、芒硝各两许。病家见硝、黄量重，不敢配方。转请他医，疏以清热止泻、理气止痛之剂。张翁之子，见两方差异悬殊，颇难定夺，遂请叔伯商议。叔伯悉不知医，岂敢裁决。迟疑良久，张妻猛然谓叔伯曰：病急如斯，焉能无药，如此长拖不决，不如让其命运自闯。乃将两张方笺，捏成纸团，命三岁小孙，抓阄而定。孙儿所抓，即中立乃父之方也。张妻仍恐硝、黄性猛，犹豫难定，又嘱小孙，再次抓阄，仍得原方。遂下决心，配服此方。服后连泻二次，次日病情大减。辑五先生再据病情，疏调理脾胃之方，遂获痊愈。

次年四月二十八（药王孙思邈生日，昔日医家神龛，供奉药王塑像，每年是日，举办"药王酒"宴，前之治愈病人，为谢医生救命之德，常于此日送礼谢医，并带上红绸、香烛、鞭炮，给药王菩萨挂红、放鞭炮），张翁专至周家，除给药王挂红放鞭炮外，并用抬盒，抬来衣帽鞋袜，银币糖酒，答谢中立乃父。

如此抓阄定方之事，在民国名医余奉仙之《医方经验汇编》中，亦有类似记载。叙事颇详，读来亦趣。

湖垛木商李殿安，初觉头痛背寒，咳嗽身热，继而痰带鲜红，药皆罔效。延予诊，予视其目有红丝，唇干作渴，察其脉皆浮数而扎，摸其身则溱溱有汗，呼吸不利，神志朦胧，舌苔薄黄而本绛。阅前方，皆以怯治。予谓其弟曰："谬之甚矣。令兄乃当风乘凉，染感风邪，前方皆补滞之品，表邪无从发泄。值此酷暑，又加相火司天，君火在泉之岁，今太阴之气分已伤，阳气独发，所以咳吐之血，皆络血也。"遂拟桑菊饮（白改黄菊，炒为炭），外加石膏五钱，羚羊角五分，细生地黄三钱，炒山栀二钱，丝瓜络二钱，鲜枇杷叶二片去毛，藕汁一杯，予服。

讵李视予方，固与前医不侔，有石膏羚羊之重，颇难自主。转与戚友商之，

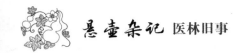

奈盐人胆小，无敢赞成其服者，遂置之，远就他医，七八日甫返，病仍如故，而舌苔较焦，大便四日不解，复乞予诊。曰："前方未服，何又相邀？"李曰："前乃妇人之见，今再见烦，敢不听命。"遂与偕往，阅其药方，仍系紫菀汤百合固金之类属。予曰："病虽蔓延至今，尚可救治，倘津液再竭，则难挽矣。果信予言，仍以前方去薄荷，加制军（熟大黄）二钱，予方如斯，服与不服，仍惟君家自裁。"李妻以原方未更，仅以薄荷之轻，而又易制军之重，更不敢服。遂又连请二医，不无各有见解，各立一方，俱不服。旋具香火，将一日三单，做成三阄，带至三椒庵，于华佗位前，焚香默祝以拈之，皆予之方，遂决疑。与其夫服，一剂即奏奇效，而大便解矣。次日又以原方减制军五分，石膏二钱，接服一剂。不独血止热退，咳减神清，且能稍进糕粥。遂以原方去羚羊、石膏、制军，加沙参、扁豆衣，依次调理而愈。

药渣晒干留备用

严黄氏，邻人严翁正生之内子也。余弱冠时，严夫妇均已花甲矣。夫妻膝下，三女一子。20世纪60年代，两女先后于归，家中惟小女与稚子在侧。

严翁生性勤劳，不知疲倦，自早至晚，劳作不息，虽雨雪之日，亦不坐歇，或编制篾器，或修整农具。严翁自幼家贫，未曾上学，目不识丁，口算亦差，买卖算账，恒出错乱。又生性朴讷，从不上街买卖。其妻黄氏，精明干练，虽不识字，口算极强，买卖货质，瞬间算出，且无差池。以故，买进卖出，家中事务，悉由黄妪做主。

黄妪持家，精打细算，省吃俭用，名声在外。虽生病亦吝惜花钱，勿论丈夫、子女感冒，黄妪或为刮痧，或自采草药，或用葱、姜、腌制辣椒，煎取辣汤，热饮而卧，周身汗出，感冒松解，如此这般，病仍不解者，始延医士，疏方配药。

汤药下肚，病若即解，药渣绝不再煎，随即晒干收藏（若遇阴雨天气，便置灶沿烘干）以备日后感冒，再次煎服。一剂有效方药，反复利用，绝不"浪费"。余乡居时，数见黄妪晾晒药渣。

亦有贫而患病，无钱医治，乞得他人药渣，煎服而愈者。早年，曾有某翁，为余讲述其亲身经历：翁幼年家贫，忽染天花，无钱请医购药，伊母采回草药煎服，不见病减。时邻人之子，亦染此疾，请医服药，病即转安。伊母乃向邻人，求所弃药渣，再次煎服。邻见而悯之，此后之剂，但凡药煎，便分与翁服，翁亦获治愈。

配方惜钱量减半

惜钱而减处方药量，昔日病家亦曾有之。病人求得医方，来到药店，递上处方，却要求药店伙计，仅配半剂。

20世纪70年代，余在赛龙药店坐堂，与余诊桌毗邻者，为严更生老先生，诊隙之时，常谈往事。一日，先生向余谈起，昔日为龚姓之妇诊病之事。

龚姓人家，子女六七，其妻张氏，又常生病，以致家境窘迫，衣食不周。张氏每病，求医疏方，辄嘱医士："勿开大方，费我钱财。"持方配药，又嘱药店伙计："但按方中药量，减半配之。"伙计思慎：若按病人要求，药减量减半，药费虽少，效必不彰，乃劝："医生据病开方，病人就当照方配服，减其剂量，岂能有效？"张氏执拗不允。伙计无奈，只得减半配方。

时严更生先生出师不久，逢场天在赛龙十全会药房坐堂，便遇张氏求治。严不知张有减量配方之弊，按常量开方。三日后再次逢场，严到药店，伙计即告张配方强令减量事，严心中不快。旋即张来药店，当面指责："汝之方药服后，屁都不放一个。医没学会哟！"严先生听后，心中气恼，便答道："药

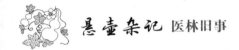

方无效，系汝自行减量所致，与我何干？"便欲与张理论。其师蒋云程先生止之。待张去后，方谓严先生曰："日后再有来诊，方药剂量，稍可加重，即使减量配服，其效仍显。何必与病人计较。"后按所教，药效果佳。

病愈留方赚人钱

病人身患重病，经医获愈，觉得方药甚效，便将处方，暗自收留。遇有病与己患相似者，便自荐能医，并向病家保证，几剂可愈，而昂其药值，先费后药，秘其处方，从中牟利。此乡间行医，尝所见闻者。

一莫姓妇，年三十有五。夫君陈某，卫校毕业，习西医任职外地。莫妇精明能干，所生四子，俱未成人。养儿育女，家务农活，独自任之。为多挣工分，少补粮钱，争与男性同工同酬。粗重农活，在所不辞。1970 年麦收时，扛拌桶挑麦子，不让须眉。一日挑麦途中，突觉阴道作胀，有物坠出阴门。瞬间行走作痛，忍痛挑至晒场。回家察之，阴门如嵌一茄，且因负重行走，外脱子宫已为内裤擦伤，胀痛难忍。次日，其夫闻讯驰归，亲为调治，擦伤虽愈，而子宫不能内收。旋去某医院住院治疗，诸凡中西药物，针灸、穴位注射及埋线，一一试尝。历二十余日，子宫下垂反有加剧之势，以致行走疼痛。失望出院，肩舆回家。途遇熟人李某，叙谈中得知莫妇患"子宫脱出"，乃极力荐余为治。李告知莫妇：其妻年前亦患此疾，经余治愈。莫某夫妇闻言，将信将疑。

次日上午，病家托人来邀，随往诊之。先为针关元、中极、维宫、子宫、三阴交等穴，长针斜刺，气达小腹阴中，均用补法，每十分钟左右，捻针灌气一次。约半小时出针，患者即觉阴中宽松。下床慢步，喜曰："子宫已回收矣！"随拟补中益气汤重用参芪，并加入益肾固涩之品，熟地黄、菟丝子、龙骨、牡蛎、余粮石（禹余粮）等味。嘱服三五剂，药渣加臭牡丹茎叶，同煎熏洗，可资巩固。

莫妇阴挺愈后，戚中有程妇者，亦患此症，屡治未愈，闻听莫妇病愈，往而索方，莫慨然与之。程妇照方配服，亦获治愈。因思：吾病逾年，花费甚多，此方如此有效，何不借此效方，医治他人阴挺，求得钱财，以解家困。是时农村经济困难，生活清贫，每日劳累，阴挺疾患，较为常见。程遂回至娘家，约请亲友，代为宣称"某得一方，专治子宫下垂，百发百中"云云。果有患者，来求治者，程昂其药价，预收药款，药店配回方药，捣为粗粒，以防辨认，再付病家。病属中气下陷者，此方服后大率有效；若系湿热下注者，服后病情反重。偏有一张姓少妇，证属湿热下注，亦从程妇手中购药一包，服后病情加重，找上门来，吵闹退钱，程妇自知理亏，但钱已花，只得不断道歉，张妇钱未收回，岂肯罢休，吵闹更凶，引来周邻围观。莫妇闻而赶到，代其还钱，张妇方才离去。张姓少妇经莫妇荐求余，方知其情。余用清利下焦湿热之法，拟龙胆泻肝汤加减，数剂而愈。

又，同道刘君怀生，亦遇此事。一李姓患者，胃痛多年，因家道萧乏，痛甚服药，痛缓药停，以致胃痛连绵，多年不愈。后请刘君诊治，服药痛缓，为省钱财，并能持续服药，遂将原方，配药二剂，石磨成粉，每饭后取一匙，温水服之。坚持三月，居然获愈。病人遂将此方，制成散剂，袋装出售。不但盈利，且获赞誉云。

病急许诺愈爽约

乡间行医，常闻传言：重病之家，或缠绵难愈者，为求疾病获愈，便向医士许诺"苟愈我病，必酬重金，或酬贵重之物"。一旦医士治愈其病（尤其迅速获愈者），病家后悔，早先许诺太高，难以实现；或虽能兑现，又觉医者轻松治愈，便得高昂酬金，心实难舍。

　　同仁中遇此爽诺者，时有所闻。然多数医者，遇此许诺，常置若罔闻，不曾挂怀。余早年亦曾遇此者，初闻心自欢喜，犹盼病家谢仪。回家喜告先君，先君闻言乃曰："病人求医，凡许诺重酬者，皆久卧病床，缠绵难愈之疾，其家每因久病，多致贫乏，其向医生许诺者，盖欲祈求医生尽心尽力俾其顽病，早获治愈，并非真实心意。虽属亲口许诺，实则无奈。身为医者，不可当真，病人爽诺，更不宜责问。汝既接手斯病，须当悉心医治。"余谨记在心，此后病人或有许诺，则当面婉谢。

　　却有病家，富而悭吝，医生将病治愈，却不愿兑现许诺。一般医生，隐忍而已；亦有医生，觉被病人愚弄，决意与之较劲，往往引来医患争论。合川周家平医师，尝向余讲述，乃父周方慎先生初行医道，便遇此事。

　　方慎先生，合川名医，为陈云门先生晚年入室弟子。医术精湛，习用经方，药简效宏，屡起沉疴，治病颇有乃师风范。

　　昔日肖家场镇，为岳池、合川，两县分辖，场中石朝门为界，其东为岳池啸马乡属地，其西为合川肖家乡属地。民国中叶，肖家街段，有一富商（讲述者隐其姓字），年逾五旬，患呃逆之症，呃起连声，甚或呕血。求医良多，均不应手。一日清晨，商人去至茶馆（四川人有闲坐茶馆习惯），店小二端来盖碗茶，商人左手端起茶托，右手提开茶碗盖，轻刮几下，将浮起的茶叶刮动，随将茶碗送至嘴边，轻轻品了一口。孰知热茶入肚，呃声顿起，声音洪亮，连声不已。一屋茶友，息声注目。忽有一人谓曰："先生家资万贯，病痛如此，却惜钱吝医？"富商答曰："我何曾惜钱，周邻诸医，几番求诊，服药数月，皆无效耳。"言未已，呃又起。稍息片时，呃声渐缓，叹曰："吾呃发日剧，频频呕血，自知病入膏肓，愈无期矣。"众闻叹息。忽一老者谓曰："何不祈求亲友，外地寻医。"商人闻之即曰："今托诸位高邻，代吾寻求名医，苟能愈吾疾病，吾当以十石黄谷酬谢。荐者亦有谢仪。"

座中一青年男子，闻言上前，问曰："先生慷慨陈词，偌大许诺，其诳我乎？"商人曰："大丈夫一言既出，岂有失信之理。尔若荐来名医，治愈我病，吾便当众立字为凭。"

男子见状，谓商人曰："余向先生荐一青年俊秀，成都学医始归，其师陈云门，乃蜀中名医，何不求之一试。"富户闻言，漫言询之："此人姓甚名谁，何方人氏？"青年答曰："此人姓周，大号方慎，码头人氏。"原来这男子姓何，为周家近邻，对方慎医术颇多了解，因向商人举荐。商人又问："可知周先生年岁几何？原在何处行医？"何某答曰："与余同庚，十七岁去往成都，学医五年，去冬始归。"商人哂笑曰："吾之贱恙，老医尚无治法，竖子岂有良方？"何某曰："莫非先生怕失许诺黄谷？"商人闻言作色曰："我日进斗金，岂惜十石黄谷？如此烦汝领来一试。"何某曰："周先生非走方郎中，苟无亲往延请，肩舆相迎，岂能招之即至？"商人曰："如此便依汝意。"言罢起身，欲离茶馆。何某即曰："先生尚未立据耳。"商人遂叫店小二，拿来文房四宝，当众立下字据，交予何某，便信步离开茶馆。回至家中，吩咐店中伙计：明日一早，雇一滑竿，与何某前去码头，迎请周方慎先生。

次日中午，方慎先生，乘坐滑竿而至。伙计引入客厅。商人见一翩翩少年，心中嘀咕：年纪轻轻，有何医术？便有轻慢之意。说话也更放肆，寒暄之后，便谓："先生苟能愈吾疾病，鄙人当以十石黄谷谢之，并立字据。"周切脉问病之后，便问富户："先生出言慷慨，日后可有反悔？"富户心中暗忖：几多医中老手，都无良方，岂尔黄口孺子，能愈我病，便答道："大丈夫一言九鼎，怎能言而无信。"说罢便叫下人，拿来纸笔，立下字据，交付方慎。随即吩咐家人：收拾房间，留先生暂住几日。

周先生据其呃声响亮，口臭饮冷，便秘尿赤，断为阳明热结，胃火上冲，拟竹叶石膏汤加柿蒂、大黄。仅服一剂，便通呃减。次日去大黄，加石斛、枇杷叶，续进两剂，数月呃逆遂愈。

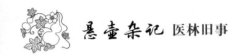

商人见其两诊而愈,便爽前约。仅付银币两元,作为酬谢。周先生心中不快,自忖:初出茅庐,便遇奸人耍弄,颜面丢失,日后医运,必多不顺。遂谓商人曰:"字据墨迹未干,先生便悔前约,如此言而无信,何以处身立世。"遂拒收银币,愤然离去。

次日,周先生请来肖家各界名流、袍哥大爷等齐聚茶馆,并向大家说明原委。袍哥大爷闻之,便令手下"幺大",请来商人,喝茶评理。商人立约求医,病愈爽约,经袍哥大爷当众公布,一屋茶客,齐声责备。富商自知理屈,十分羞愧,只得认错,并按当时谷价,折合大洋,当众交付周先生。富商理亏,还需支付众人茶钱。此事当时颇为轰动。

如此趣事,民国川医周禹锡的《拯瘵轩医就正录》中,亦有记载。

万县巨绅郭谟阶五女,年十七,客秋适本地学界,向金台之第三子向浸珍。体素羸弱,上年患呕血,为他医用药炭降血之药治愈。今夏归宁,途中感冒,医者误用劫汗药,所谓伤风误治变成瘵。症见潮热自汗,心烦短气,两足浮肿,喘咳无痰,口干不思饮,不能食,奄然在榻。予诊时,命两女掖之起坐,尤需人扶定。诊其脉细数弦,头角痛,往来寒热,日数作,善呕。为拟小柴胡加玄参、牛蒡子,服后寒热遂退,头痛亦止。改用资生汤,连进五剂,各症俱松,惟呕弗止,仍不思食,须极辛辣之面食,勉强下咽少许,而气短不能接续……用补中益气汤,大剂纳釜中,上安饮甑,漫火蒸之,俾药气上熏饭中,饮甑上置酒卮,令病人口含卮口。吸其饭中药气,每日数次,或咽饮少许,余剩之饭,用饲嫩母鸡二三只,如此数日,呕止,胸中之气亦能接续,但仍食少,嘱将药饭专饲之鸡,割而承汤食之。病渐就起。

先是渠外子浸珍,于初诊病笃时,曾许二百金为酬,继而,病势渐杀,形体渐复,因悔失口许予多金,遂托故偕归,就伊翁金台自行医治,实欲消灭予之谢金也。不意半月后,病复剧,彷徨无法,托人再请予往,时因县中诊务不暇,辞未往,后数日,闻竟寻卒。

下篇　偏方丛话

皂荚丸治呕吐腹胀

罗渡医院周慕白先生，与先父在中公师出同门，1965年春，尝为先父讲述一则病例。

1964年春夏间，罗渡有朱姓患者，患腹胀呕吐，动辄喘息，大便秘结，先后经罗渡公社卫生院、罗渡区医院治疗，周先生亦曾为其开方，均未获效。后转入重庆某医院，治疗数日，仍未见效。时农村经济困难，朱病日久，家更萧然，已无力支付住院费用，遂出院回家。仍进食作呕，腹胀而痛，大便十日未解。

时过半月，周先生忽得一人相告，朱某病已获愈。周即询：何人所愈？来人告知：为罗渡李草医治愈。李草药留有长须，人称李胡子。周先生与之熟识，便于午后空闲，专去请教。二人相见，寒暄之后，周便叩问朱某之病治愈始末。李告之曰："朱某之病，实甚简单，余用数枚皂荚丸即愈。"周叩问皂荚丸组成。李曰："仅皂荚两挺，切碎炒焦，研为细末，入红糖适量，丸如指头大，首服一丸，姜汤送服，每日三服，渐加至三丸，初服曾呕，稍后续进一丸，再未呕出。服药后，日泻黑色粪水数次，腹胀渐除，始进米饮，渐进粥羹，大便转黄，日一二次，遂停丸药，饮食调养，体渐恢复。"

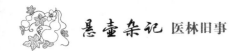

先父又转述于我，因知病例医治始末。

考皂荚，味辛，性温，有小毒，功能祛痰开窍，通闭散结，去污逐秽，且能"通大便之虚闭"（《温病条辨》），"下结粪"（《罗氏会约医镜》）。朱某腹胀呕吐，皆因秽浊燥屎内结，大便日久不通所致，今借皂荚之力，散结开窍，下其结粪。因其日久体虚，故配红糖，益气养血，暖胃止痛，并缓皂荚药性之猛。故而服后，便通浊下，呕胀并除。

丁桂散善止吐泻

组成：丁香，吴茱萸，荜茇，洋桂子（肉桂树所结之子），各等分，研为细末，瓶贮密闭，临用取出。

煎服法：取微融红糖，以筷搅之，俾糖裹筷头，再以筷头之糖，在药粉中滚动，令糖蘸满药粉，入口吞服。

主治：寒湿吐、泻，脘腹冷痛。

祝某，男，年五旬。八月中旬，帮工邻家，冒暑收稻。时无机械，人工劳作，数人一张拌桶，前者弯腰割稻，后者手持稻梗，在桶内拌打脱粒，环环紧扣，毫无空息之机。天热地暑，汗出如注。众人频喝茶水，而祝某尤喜饮凉，独自汲井水暴饮。晚饭归家，腹痛肠鸣，泻水如注，一连数次，人即困倦。其妻提灯迎余，切脉濡缓，舌苔白腻，汩汩肠鸣，腹胀隐痛，痛甚登圊，泻下如前。即嘱祝妻：取微融红糖。祝妻闻言，速从邻家取得。余取药粉二三克，以筷蘸糖，再满粘药粉吞服。须臾，胀痛舒缓，安然入睡。次日来告。腹泻止矣。

又有汤妇者，杨某之内子也。年四十余，体素屡弱，杨家居所平缓，每逢阴雨，屋辄泛潮。一年秋后，细雨连绵，阴晦无日，地湿墙霉。汤妇感湿患病，见脘腹作胀，纳呆呕恶，时而水泻，身倦乏力，卧床不起。其夫杨某，闻我有吐泻灵药，专来索要。余曰："待我诊后再取。"遂与往诊，切脉细缓，四肢欠温，舌苔白厚。诊为寒湿中阻，脾失健运所致，遂取丁桂散三次量，嘱以微融红糖，蘸药而服。数日后遇之相告："先生嘱以红糖合服，家中仅有白糖，合服亦效。"

方中诸药，皆辛温之品，丁香温中止呕，除胃寒泻痢；吴茱萸亦可降逆止呕，助阳止泻；荜茇温中散寒，下气止痛；洋桂子，肉桂之子，又名桂丁，亦有温中散寒，治胃脘冷痛呕哕之效。故四药合用可治中焦寒湿所致吐泻腹痛。

腰痛偏方

1.寒湿腰痛

煎服法：胡椒不拘多少，食盐适量，并入锅中，文火炒至胡椒变软出锅，每服七粒，黄酒送下，日二三服。

病例：严冉氏，邻人也，年六旬。戊申岁末，赤脚下塘，浣洗衣物。良久乃起，忽觉腰痛，次日加重，乃来求诊，询知腰冷如冰，沉重僵滞，卧床温覆痛缓，俯仰疼痛如折，四肢清冷，舌苔白腻，脉沉而迟。诊为寒湿腰痛，乃拟祛寒除湿、温通经络之肾着汤加味与之。伊持方不愿离去。有间问曰："老师可有偏方教我。"时余正从杨景成先生学习针灸，遂谓之曰："可一试针灸。"言罢，嘱伊俯卧于床，随即取出银针。伊见银针，伸手而拒，坚辞针刺，并谓："吾做针线，偶刺手指，痛令不安，如此长针，刺必痛晕。"乃改艾条温灸肾俞、命门、委中等穴。

灸毕腰痛稍缓，忽忆杨师曾授一腰痛偏方，谓治腰痛如折，其效如神。方药简单，仅胡椒与盐同炒，令胡椒微软，剖视里面变湿即可，取出候冷，

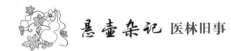

以黄酒（白酒亦可），囫囵吞下七粒。

伊闻余说，叹曰："方虽好，家中从未购买胡椒，周邻亦难觅得。"时乡间胡椒奇缺，幸家中尚有此物，乃倾瓶而得三十余粒，悉数予之。伊按法而服，椒毕痛愈。

人但知胡椒温中散寒，下气消痰，常用于胃寒呕吐，腹痛泄泻，食欲不振，癫痫痰多等症，然少有人知其可治寒湿腰痛。盖胡椒大辛大热，为纯阳之品，治五脏风冷，祛脏腑寒湿。其功颇同肾着汤，故能治寒湿腰痛。

2. 肾虚腰痛

煎服法：羯猪（去势雄性猪）肾一对，竹刀剖开（忌用铁器），纳入大青盐适量，将猪肾以麻线缚之，杜仲一两（30g），共入砂锅，加水适量，慢火炖之，两次分服。每次食猪肾一枚，饮汤一半。治年久腰痛，属肾虚者。

按：杜仲，味甘性温，功能补肝肾，强筋骨。猪肾"和理肾气，通利膀胱"（《名医别录》）；大青盐，即戎盐，《神农本草经》称其"益气，坚筋骨"。二物又可作为引经之使。故与杜仲炖服，可治肾虚腰痛。

头风妙药破凉伞

煎服法：破凉伞根，一至二两，猪头肉（连骨）适量，可入食盐、生姜、花椒等调味之品。慢火煨炖至肉烂，去药渣，饮汤食肉。

头风痛在前额者，猪头用前额部分；头痛在右侧者，猪头用右侧部分；头痛在左侧者，猪头用左侧部分。

头风一症，发作无常，多年难愈。如《医林绳墨》云："浅而近者，名曰头痛；深而远者，名曰头风。头痛猝然而至，易于解散也，头风作止不常，愈后触感复发也。"可见所谓头风，系指头痛经久难愈，时发时止者。其致病之由，

《杂病源流犀烛》指出系"风寒入脑髓"。其人素有痰饮，或栉沐取凉，或当风而卧，以致贼风入脑，发为本病。其痛或连项强，或痛连耳目，或痛晕兼有，或头皮麻木，或口舌不仁，食不知味，或香臭不闻。余曾见偏头痛经年不愈，而致眼目破溃者。治法虽多，其效难求。

此方为余乡居时，邻人杨翁安合所传。1968年冬，杨翁儿媳，产后出血不止，迎余往诊，见其出血势猛，疏方须上街捡药，往返费时，恐误病情。乃嘱杨翁之子，取部分陈旧襄衣（棕片缝成），烧为棕炭，又于柴灶锅底，扫下烟墨（百草霜），共入半碗童便之中，调匀服下。坐不一时，出血渐止。杨翁乃授家藏治头风之方，以表谢忱。

余两用此方，均获良效。

徐姓妪，年六十余，患头风二十余稔，每年数发，痛恒在左，连及项强，牵引左侧面牙耳目掣痛。即服头痛粉两包，痛可暂止。经数日至半月，方得渐愈。1970年秋，其子患病，迎余往诊，诊毕，妪言及此病，求疏一方，以备病发之用。余为验证杨翁所传之方，乃将此方及服法告之。半年后逢场相遇，喜而相告："按先生所传之方，炖服数次。头风半年未发。"年余后其孙腹泻，带之来诊，又询伊头风可曾复发。谓曰："曾因感冒，头痛一次，但甚轻微，服药即愈。"

数年后，徐妪又告余曰："娘家侄女亦患头风，教用此方，亦获治愈。"

考破凉伞，亦名刺老包，学名盐麸子，为落叶灌木或小乔木，高达数米，皮色灰褐，羽状复叶，小叶椭圆无柄，叶长 6～12cm，宽 4～6cm，8—9 月开花，色淡黄，果期 9—10 月，成熟果实为红色或深褐色。《中药大辞典》谓其根功能"祛风，化湿，消肿，软坚"，可治感冒咳嗽，腹泻水肿，风湿痹痛，跌打伤肿等症，但未言及可治头风。《草木便方》谓其可"祛风败毒"，余意：能祛风即能止痛；能化湿便可祛痰。风邪湿痰，若得祛除，头痛焉能不止？头痛日久，气血必虚，加入猪头，既补其虚，又为药引，此殆相使而用也。

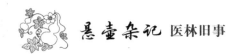

没食子的妙用

1. 止带下

煎服法：没食子，不拘多少，研为细末，温开水送服一小匙（约2g）。

初涉医道时，遇一老妪来诊带下。告谓："病已多年，初未在意，近年加重，裤湿黏腻，异臭难闻，畏与人聚。求医数辈，殊无良效。"询之：带下清稀量多，伴腰酸腹胀，倦怠乏力等症，拟补中益气汤加龙骨、牡蛎、芡实等品。此后未再来诊。数月后，伊孙感冒，带来求诊。询其带下愈否？答曰："已得愈矣。"问："前次方药，几剂而愈？"答曰："非先生之方愈也。某草医所愈也。"又问："药方可曾保留？"伊曰："哪有药方，仅四包药粉耳。却要我六元。"

后据老妪所指，识得草医。请其小酌，乃实情相告：吾子女众多，逢场摆摊，求些小利，以糊家口。所询之方，即没食子一味，研为细末者，以秘其方耳。早晚各服一匙。带下轻者，一二日即瘥，重者三四日可愈，愈后且少复发。吾卖药二十余年，从不卖方，今见先生醇厚，不耻下问，乃以实告。然望先生幸勿外泄，砸吾饭碗。余诺之。此后，凡带下久不愈者，方中加入此品，收效即捷。

2. 治牙痛

煎服法：没食子三四粒，敲破，开水浸泡，候温含漱后吞服。

1975年夏月，余赴渝州省亲，住连襟何春林兄家，晚饭后，何兄即在院坝，安椅沏茶，与余品茶聊天，有顷，忽觉左下牙隐痛，初未在意，仍与何兄闲聊。夜阑更深，牙痛加剧，乃告何兄，并询家中可有止痛之药。兄答曰："正有牙痛良药。前日吾亦牙痛，曾服西药多日不愈。后有同事，教我一方，一服痛减，连服数次，已半月未再痛矣。"遂进房中，拿出数枚药丸，放入杯中，倾入开水，扣盖浸泡，十余分钟后，嘱我饮水含口，良久吞下，复饮如前。经二十余分钟，饮完药水，但觉满口苦涩。清水反复漱之，苦涩始减。转与何兄闲聊，牙痛已微。

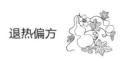

次日晨起，牙痛已愈。

考没食子，为干燥虫瘿，圆形，直径 1～2cm，色淡黄，味苦涩，性温，入肝肾脾胃经。功能：涩精固气，敛肺止血。《本草求真》云："没食子，功专入肾固气，凡梦遗，精滑，阴痿，齿痛，腹冷泄泻，阴汗不止，肾气不固者，取其苦以坚肾，温以暖胃健脾，俾气纳丹田，不为走泄，则诸病自能克愈矣。"临床可用于久痢虚滑，便血遗精等症。外用尚可止金创出血。

退热偏方

1. 地龙退小儿高热

煎服法：鲜地龙数条，洗净入碗，加白糖适量，旋见蚯蚓滚动，渗出黏液，取黏液外敷小儿囟门。

早年，尝闻家慈谈起，先君曾用地龙救邻家小孩惊风。

余童髫时，先君正求学渝州，就读于中国医药教育社中医高级研究班。春节放假回家，遇邻家小孩，高热不退，更医凡三，反增抽搐。邻人见先君回家，急来求之。父闻邻孩病重，即往诊之。时家居乡间，配方需往街上。先君开方之后，即嘱邻家派人上街捡药，又派人地中挖取地龙。俄而，挖得地龙二十余条，令入盆中，以水淹没，轻轻搅动，洗去泥沙，滤其污水，如此数次，再入清水，稍候片时，令地龙吐净泥沙，取出一半地龙，放入干净碗中，加适量白糖，令地龙滚动，候体液溢出，便以纱布数层浸透，敷于患儿囟门。另半地龙，加入方药之中，煎汤内服。外敷内服不久，热退搐止。邻家甚为感激。

及长，余行医乡间，遇小儿高热不退者，常用此法。或加地龙数条于退热方中，热每速退，且不反复。

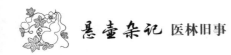

2. 青蒿汁退暑热

煎服法：鲜青蒿一把，捣汁，重汤炖温，内服。

余初学医，便随家父抄方。久之，周邻尽知余志于医也。之后，有求家父而未遇者，转求余诊。自是欣喜若狂，欲试所学，切脉望舌，仔细认真，问症求因，从不马虎。疏方或凭平时所学，或借先父案例，一剂服下，虽不中病，亦不远矣。事后将病人脉症，所疏方药，悉禀父知，以求指示，勿论对错，记忆深刻。1965年夏，治毗邻一青年，感受暑邪。来诊时面赤身热，汗多，心烦，口渴，头昏痛，微恶寒，小便短赤涩痛，脉洪数。余拟银翘白虎汤合六一散加味，颇觉对证。中午服药，晡时热退。孰料晚饭之后，身热复起。家人着急，来求再诊。余亦不知所可，时先父常住卫生院中，离家数里，乃提灯笼，与患者之父赴彼。父细询脉症，又审方药。乃嘱："此方虽对证，剂量稍轻，况仅煎服一次，今晚不再更方，原方再煎取汁，另采青蒿捣汁，兑入药中，其热可退。"告别家父，沿途采得青蒿一把，回至病家，其父煎药，余协助洗捣青蒿，须臾滤得青蒿汁半碗，其父煎药亦成，两相混合，候患者饮下，方辞归家。

次晨，患者来告：服药时许，汗出热退，身凉。

当日又服青蒿汁二次，身热再未复发。

幼年读《保元药性》，惟记："青蒿气寒，童便熬膏，虚热盗汗，除骨蒸劳。"认为青蒿仅治虚热。经此病例，方知青蒿清暑退热，疗效甚佳。后来读书渐多，乃晓青蒿"尤能泄暑热之火"（《本草新编》），"专解湿热"（《重庆堂随笔》），"为优良之解热药，解热而不发汗，并止盗汗，虽连续服用亦无害心力，且能增饮食，无副作用，适用于一切热病之终末期"（《现代实用中药学》）。可见青蒿既退虚热，亦退暑热。

民间尚有以青蒿止鼻衄者。其法：采青蒿叶适量，搓绒塞入鼻孔中。衄血即止。

钓鱼竿治肺热咳嗽

组成：鲜钓鱼竿一把（约 100g），红糖适量。

煎服法：钓鱼竿切为寸长小节，与红糖同入锅中，文火慢炒，令红糖熔黏每节钓鱼竿上，并闻糖糊香气后，加水一碗，煎至半碗，去渣候温，顿服。

1975 年岁末，妹丈喻家善来信告知：彼外公陈席璋老先生，将到白市驿姨母家过春节。姨母约定，是年除夕，众多亲戚，齐聚伊家，共进团年家宴。得到此信，次日即赴渝州，当晚宿西永妹丈家中。西永在歌乐山下，此山虽不算高，但树木葱郁，风景秀丽。距除夕尚有二日，妹丈便带我上山，揽山林景色，采路边草药，余欣然应允。一路闲聊，越岭翻山，行虽缓慢，然穿戴厚重，亦致身热汗出，解衣而坐，畅谈忘寒，当晚即咳。因不严重，未曾服药。此后油腻未忌，以致咳剧，痰黄而稠，咯痰不爽，喉燥咽痛，口渴思饮。时近年关，客居别家，煎药不便，遂于药店，购得克感敏（酚氨咖敏片）、四环素、必嗽平（盐酸溴己新片）服之，连服两日，咳嗽如故。而除夕已至，便随妹丈同赴姨母家中，拜会妹丈外公陈锡章老先生，遂带咳而往。

陈老年逾八旬，面色红润，精神矍铄，见余到来，笑脸相迎，嘘寒问暖，闻我习医，更感欢欣。向我谈起许多医药往事，药材知识。陈老十分健谈，整天话语不绝。然余频频咳嗽，每致陈老放下言谈，待我咳息再谈。陈老问余咳故。余答曰："爬山过急，汗出伤风耳。"又问："曾服药否？"余据实告之。陈老转谓家善曰："汝可识得钓鱼竿？"家善答曰："识得。山坡随处有之。"陈老曰："汝回家采钓鱼竿一把，切成小节，加红糖适量，入锅内同炒，至闻有糖糊气味，加水一碗，煎十余分钟，滤渣温服。"家善答曰："诺。"

午饭后，又与陈老聊过一会儿，告别陈老及姨母家人，回到妹丈家中，便与家善同去山坡，采回钓鱼竿一把。如法煎服，无何咳减，当晚再次煎服，次日咳嗽即愈。

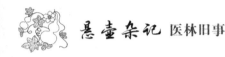

又，文张氏，年七十余，春末患咳，痰稠而喘，拟服麻杏石甘汤加味，咳嗽缓解。然农忙无闲，事务繁多，动辄汗出，咳嗽又剧，以致月余难愈。乃嘱采钓鱼竿煎服如上法。一服咳减，三服而愈。

又，钓鱼竿还可治腰痛，其法：取钓鱼竿适量，煎取浓汁，入甜酒（醪糟酒）为引内服，可治多年腰痛。

按：钓鱼竿，又名小钓鱼竿，一串鱼，腹水草。为多年生草本，茎细长，有棱，蔓生，单叶互生，叶如卵形。生长于林下石缝阴湿滞地。性味苦寒，功能清热解毒，行水消肿，行气消瘀，祛风除湿，治肺热咳嗽，水肿，淋病，水火烫伤，小儿惊风等症。

药粉鼻吸止头痛

煎服法：白芷，不拘多少，去皮，研末过罗，瓶贮密闭。用时取白芷末少许，置纸上近鼻吸入，日二三次。痛甚者，再取 1~2g，开水送服。

20 世纪 50—60 年代，头痛粉（后改为解热止痛散，阿咖酚散）止痛迅速，且可退热，可谓价廉效宏，深受群众欢迎。然有一定不良反应，不可忽视。如服后或见恶心呕吐者；或上腹不适者；或胃脘疼痛者；或偶见皮疹，荨麻疹，皮肤瘙痒者。若长期服用，犹有引发血尿、眩晕和肝损害者。止痛虽佳，却不可久服常服。有鉴于此，余习医之初，尝问先父："中药可否制作头痛粉？"父曰："古已有之，但非散剂，而为丸剂，即都梁丸是也。"

都梁丸，又名白芷丸，即用白芷研为细末，炼蜜为丸，如指头大，每服一丸，茶水服下。主治伤风头痛，头风眩晕。余欲自制，以为应急之需。然彼时养蜂甚少，蜂蜜难求，难为丸剂，遂改丸为散。每遇头痛，取药粉一小匙，开水送服，其痛即止，见效之速，亦不逊于头痛粉。遂瓶装贮之，以应急用。

后有鼻塞额痛者，求服此药，余取一匙予之。患者未即服药，却因双鼻阻塞，张口呼吸，彼往日值此，辄以葱叶搓揉，塞入鼻孔，瞬间鼻孔即通。今效此法，用一棉签沾上药粉，塞入鼻腔，轻轻搅动，不觉喷嚏连声，鼻即畅通，额痛亦止。自后，凡头痛者，取粉少许，用鼻吸入，连声嚏作，头痛便解。严重者，再服一匙，头痛即止。此后，人或有求，广为布施。

枪药为止痛良药

20世纪70年代初，一杨姓邻人，年五十余，患胃病二十余年矣。每因劳累、受寒或过食油腻，胃痛加重，痛及腹胁，噫气频来，甚则呕吐清涎，四肢不温。余常用砂半理中汤加味，缓其疼痛。然彼时，农村贫困，杨君每得病情松解，便停治疗，以致胃痛多年不愈。1967年春节，彼家连日亲戚到访，油腻不断，胃痛复发。虽将往日收藏效方配服，亦无效矣。当是时也，渠有一戚，住地较远，走动稀少。今突过访，杨君甚为欣喜，留住数日，促膝长谈。客人年逾六旬，行伍出身，先后服役二十余年，得知杨君胃痛宿恙，便向杨君推荐一方，一服痛止。杨君忙问："何药如此神效？"客答曰："乃子弹中之弹药也。"并谓："昔在国民党军中，衣衫单薄，食不果腹，特别是战斗中，终日或得一餐，勿论冷饭冻菜，亦狼吞虎咽。野外露宿，亦属常事，因此落下胃病。多年后，遇一战友，教我此方，一服痛止。"严君闻言，心虽高兴，却又犯愁。谓曰："而今枪支弹药，国家收禁，火药虽好，却难寻觅。"客曰："吾曾胃痛，恐其复发，复员时，曾将哑弹拆取弹药，带回家中，以备急用。吾胃痛多年未发，带回枪药，尚有些许，明日可叫贤侄随我去取。"

次日，杨令其子，随客而去。当日取回枪药，按吩咐服下，夜半痛缓，连服数次，愈后多年未再复发。

数年前，山西运城，一男性肝癌患者，年六十余，病至晚期，肝区疼痛，剧烈难忍，服药打针，俱难控制。其女将父病始末，及目前症状详细列出，并附乃父近日病态照片，在《民间中医论坛》上征方。长子迎新，见而悯之，据其右胁剧痛，定时寒热，自汗恶风，口苦纳呆，时时干哕，大便溏薄，苔白稍厚等征象，为开柴胡桂枝汤加减，与其试服，次日相告，寒热缓解，自汗减少，纳食稍增，而疼痛未减。嘱原方再进一剂，并教寻觅子弹，取出弹药配服。数日后回告："上方加入枪药（每服枪药约2g），连服六次，肝区疼痛大减，现仅隐痛可忍。"

又，昔日农村，遇妇人产后，胞衣不下者，取寻常火药（猎枪所用之火药）一钱二三分（4g左右）白酒服下，须臾，胞衣即可排出。若胎死腹中，则用童便调下，死胎亦能逐出。

浮萍发汗胜麻黄

浮萍味辛，性寒，有发汗祛风、行水消肿、清热止痒之效。常用于热病无汗，风热隐疹，皮肤瘙痒，水肿癃闭等症。其发汗利水之力，较为迅猛，故古人谓其："发汗胜于麻黄，下水捷于通草。"二者余俱有体会。

20世纪60年代后期，治一李姓青年，初春感冒，头身疼痛，寒战高热，无汗烦渴，前医予安乃近等西药，连服两日，病情不解。家人来迎余诊，脉见浮数，头痛欲裂，身痛如杖，壮热无汗，犹凛凛恶寒，心中烦躁，口渴饮冷，舌苔薄黄欠润。诊为表寒里热证，拟大青龙汤原方。以其寒战高热无汗，口渴饮多，方中麻黄用至四钱，石膏用至一两半。上午往诊，傍晚路过其家，其父见而问之："吾儿服先生之方，除口渴稍减，体温仍高，当以何法退其高热？"余问："可曾汗出？"曰："已服两次，仍未汗出。"时农村塘堰浮萍甚多，乃教取塘中紫背浮萍一把，入于药中，再煎服之。次晨其父来告："药加浮萍，一服汗出淋漓，衣被湿透，身热消退，身痛口渴悉除。"

余乡居时，以浮萍为主，拟定二方，分别用于风寒、风热感冒，贫病者自采煎服，其效均佳。

1. 浮萍桑荷汤

组成：紫背浮萍 50g，贯众 15g，桑叶 15g，薄荷 15g。水煎温服，卧床取汗。

主治：风热感冒，症见发热口渴，微恶风寒，无汗或微汗出，头昏或痛。

方解："浮萍发汗胜于麻黄"（《本草逢原》），用于发汗祛风，清热解毒。贯众苦寒，生于阴暗沟边，禀阴气而生，故"能解时邪热结之毒"（《本草正义》）。桑叶"疏风散热，治感冒发热，头痛，咳嗽"（《常用中草药治疗手册》）。薄荷"疏散风热，治风热感冒"（《中药学》）。诸药合用，故能收辛凉解表，祛风清热之效。

2. 浮萍葱姜汤

组成：紫背浮萍 30g，连须葱白 7～8 个，生姜 15g，紫苏叶 15g。水煎温服，卧床取汗。

主治：风寒感冒，恶寒无热，或微发热，头昏身酸。

方解：浮萍性虽寒凉，但配合姜、葱、紫苏叶，寒性得以抑制，而解表发汗之力犹存。生姜"温肺解表，用于外感风寒而致头身疼痛；发热恶寒"（《中药学》）。葱白治"外感风寒而发热、恶寒、鼻塞、流清涕"（《中药学》）。紫苏叶治"外感风寒而致鼻塞、流涕，头身酸痛者，用此散寒通窍"（《中药学》）。诸品合用，发散风寒，透邪解表。

附：谷精草亦可治感冒

早年乡间行医，尝遇一老妪，田边采洗谷精草，询其所采何物。答曰："谷精草。"又询："采之何为？"答曰："小孙感冒，采之煎汤予服。"余又问："效乎？"妪曰："祖上传下，已用多年，用之辄效。夏季人或感冒，每采一把，煎汤热服，卧床汗出，病即松解，病重者，日再服。"

考谷精草，辛甘，性凉，有祛风散热退翳之功，临床常用于治疗目翳、齿痛。而《本草正义》谓："其质轻清，故专行上焦直达巅顶，能疏散头部风热，治目疾头风，并疗风气痹痛，善于外达也。味辛又能上升外散。"足见，谷精草确可治疗风热感冒。

蒲公英善消乳痈

煎服法：鲜蒲公英一把（重约250g），连根洗净，捣滤其汁，重汤令温，内服，药渣炒热，外敷患处，早晚各一次。初服药汁，卧床温覆，取微汗出，则乳房肿痛渐减。若肿痛较甚者，连用二三日即愈。

此方系重庆一草医所传。20世纪60年代后期，余赴渝省亲，住小龙坎连襟何春林兄家，每次去彼，辄有邻里前来求诊。一日上午，来一中年妇女，告谓左乳肿痛，灼热微红，曾服西药数次，肿痛未消。闻余到来，即来求服中药。时有一老者亦来求诊（诊病时询知姓李），闻女之言，即谓女曰："我有一方，花费少，见效快，已试数人，靡不验者。"妇人即叩方药。李老遂告上方，又恐方药简单，妇人不信，乃将验方来源一并告知。

新中国成立前夕，李妻尝患乳痈，溃口流脓，疼痛不已，欲去医院就医，途逢大雨，避雨街边一草药店内。寒暄后，李告谓："贱内身患乳痈，欲去医院医治。不意雨大难行，暂借贵店一避。"草医闻言曰："乳痈治之甚易，只需地灯笼（即蒲公英）一味，便可治愈。何需去医院耗费钱财。"李闻说疑信参半，问曰："贱内疮已溃脓，此方可得愈否？"言罢令妻解衣予视，草医审视有间，又按溃口四周，曰："乳疮虽溃，肉色鲜红，脓液较稠，此药多用数次，亦可获愈。"
草医遂取生鲜蒲公英一斤许，嘱李曰："每次约取二两，洗净滤水，捣汁去渣，
重汤令温，一次内服，药渣炒热，敷于溃口四周，纱布包扎。"

雨停回家，如法用药，当晚痛减。所带蒲公英用尽，乳痈亦愈。此后，
李翁又用此方治愈数人。

妇闻而信之。即按李老方法治疗，果获速愈。

余乡间行医，遇患乳痈而家贫者，恒授以此方，每获治愈。

方解：蒲公英味苦甘，性寒，入肝、胃经，功能清热解毒，消肿散结。《新
修本草》云："主妇人乳痈肿，水煮汁饮之，及封之，立消。""封之"即外敷。
一药两用，内服外敷，故能收效迅速。

又，蒲公英治久淋不愈，亦有良效。其法：新鲜蒲公英二斤，洗净，加水
煎煮，去渣，药汁慢火收膏，每服一匙，日服三次。治久淋不愈，解尿涩滞，
牵引前阴疼痛，甚或尿中夹有淡黄脓浊液体者。

蝼蛄蛋消疝气

组成：蝼蛄一只，绿壳鸭蛋一枚。

煎服法：用清水将绿鸭蛋外壳洗净，在大头敲一小孔，再取鲜活蝼蛄一
只，冲洗干净，不去头足，投入蛋内，继用餐巾纸三四层，浸湿，密封蛋口，
入蒸锅（蛋口朝上）蒸熟。取出候凉，去壳及蝼蛄，仅食鸭蛋。每日蒸食一蛋，
连服数次。

邻有易姓铁匠，20世纪60年代末，年已花甲矣。每届赛龙逢场，仍场头
摆摊，安炉生火，打制刀铲锄镰等铁器出售，兼补破漏铁锅，生意红火。

1968年春，忽患疝气，初时，小腹不舒，阴囊作胀，却因不甚严重，故

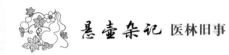

未在意，数日后，阴囊突然肿硬，右侧为甚，但胀不痛，夜卧疝肿消散，晨起活动，渐又肿胀，自挖茴香根，煎服数次，未曾获效。月余后，夜亦不消，且觉微痛，更医凡三，疝未消缩。

时商品奇缺，许多商品，凭票购买，铁锅虽不凭票，然商店恒断货源，故百姓一旦锅破，一补再补，继续使用，因而铁匠生意红火。易铁匠虽患疝肿胀，却不愿丢下兴隆生意，逢场之日，坚持摆摊。

农历四月某日，余家锅破，次日上街，求铁匠补漏。铁匠见余到来，即向我倾诉疝病之苦："胯下悬肿如球，胀痛不安，行动困难，服药月余，未见稍减，今求少先生为我开方一试。"正欲切脉问病，忽忆数月前，一何姓男子，其女痛经数年，屡治不瘳。后求余治，终获痊愈，遂传余一治疝偏方，即此方也。余正欲验证此方，遂将原方及服法，悉数告知。彼闻而欢喜，随叫身边家人，即去市场，购买绿壳鸭蛋数枚。

三日后，又届逢场。铁匠告之："已服三枚蝼蛄鸭蛋，疝肿已消过半。"

又三日逢场，喜而再告："吾疝全消矣。"

余退休后，定居县城，有尹姓老师之孙，年方五岁，身体消瘦，忽患偏疝肿胀，曾到医院治疗，医生建议手术。乃祖乃父，咸恐孩小体弱，难以承受手术之苦，遂来求服中药。余亦告以此方。尹孩父母连蒸三蛋予服，疝肿遂消，迄今十余年，未曾复发。

方解：蝼蛄，味咸，性寒，无毒。功能利水消肿，软坚散结。且蝼蛄，性擅扒泥穿孔，走窜极速，故能迅速消散疝结。鸭蛋，味咸，微寒，无毒。与蝼蛄同用，当是增进营养，扶助正气，以助蝼蛄消散疝核。至于为何选用绿壳鸭蛋，夫"疝任病，归厥阴"，而足厥阴肝木也，木色为青，绿亦青也，蛋选绿壳者，或其引药入肝经之意耳。

又得一治疝偏方：用高度白酒半斤，鸽子粪一把，共入罐内，煎煮一沸，候稍凉，直熏疝肿，令其汗出，尤佳。连熏数次即消。时乡村养鸽特少，未曾试验。

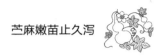

苎麻嫩苗止久泻

组成：出土苎麻嫩苗4～5茎（高3～4寸者佳），红糖适量。

煎服法：将苎麻嫩苗切为碎末，与红糖拌匀食之，日1～2次。

2022年3月2日，上午9点刚过，有唐妪正菊者来诊，此妪年六十有五，住南方绿洲。诊脉后询其所苦。则谓患腹泻数年，每届黎明，腹中切痛，汩汩肠鸣，里急难忍，即起登圊，初泻颇爽，继而后重难出，泻后腹痛稍缓。之后三餐落肚，又急如厕。唐妪话尚未完，其后一待诊老妪，急忙插话："汝之病症，与我当年相侔，每日泻下数次，饮食中油腻稍多，日泻达十余次，七八年间，四处求医。了无效果，又数去南充、重庆医院检查，悉诊为"溃疡性结肠炎"，服药良多，终无稍效，后得一方，服之获愈。"唐正菊急忙询问："何种药方如此有效？"老妪："方药简单，采掐苎麻嫩苗数茎，洗净切为碎末，或剁绒，调入红糖适量服之，食后饮开水少许，每日1～2次。"余转对唐正菊曰："汝可听得明白？回家可试服之。"对曰："已知晓矣。"余又询："今日还需方药否？""但服一剂。"随疏四神丸合痛泻要方加减予服。正菊起身，随后待诊老妪来诊。询其名号，答曰："周菊享。"旋又补充道："我本周菊亨，去办身份证，民警将亨字多加一横，遂将我的名字改成周菊享了，不过家里人仍叫我菊亨。"余对其介绍的方药，尚需进一步了解，便问："汝服苎麻苗多久，方见效果？"答曰："每日早晚一次，十余日即获治愈。"又问："汝之腹泻愈后可曾复发？"周答曰："愈后迄今，五年有余，未再复发。"

遂对唐正菊说："此时苎麻，已发嫩苗，汝回家中，托乡下亲友采摘，每日按此服用，是否获效，盼来相告。"

一周后，街遇唐正菊，告知：腹痛已愈，每日泻次，略有减少。

2022年9月23日，周菊享夫君杨华富眩晕，周陪同来诊，余再次询其所

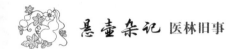

传偏方，疗效是否可靠？她说："此方曾授三人食服，腹泻皆获痊愈。"

又获用墨旱莲治痢疾之偏方：采墨旱莲一把，赤痢者，加白砂糖一两（30g），白痢者加红糖一两（30g），水煎温服，每日一剂，连服三四剂即愈。

瓦块淬水可止呕

煎服法：取房上青瓦一张（地上碎瓦片亦可），洗净，敲成径约寸许小块，选取七块，炉中煅红，依次钳出，投入新汲井水中，稍后取水饮之。此水毫无气味，对闻药即呕者，最为适宜。

1979年春节，拙荆赴渝探亲，随带岁余稚子同往。一日夜半，忽呕吐大作，服婴儿素二次，罔效。姨姊为重庆棉纺厂职工，黎明，带拙荆母子，去该厂医院治疗，经针药注射一次，服药二次，药入即吐，喂食稀粥，入口亦吐，姨姊见儿病重，欲去西南医院医治。拙荆猛然忆起，在家见余用瓦片止呕事，乃教姨侄房上取下一瓦，碎取七片洗净，置炭火炉中煅烧，取缸中井水半碗，待瓦片煅红，依次取出，投入水中。须臾，取水喂孩，顺利入咽，未曾呕吐，如此饮水两次，遂愈。

呕者，皆因胃气上逆所致。瓦块淬水止呕，其理与伏龙肝止呕相通。盖二者皆"具土之质，得火之性，化柔为刚。其功专入脾胃，有扶阳退阴，散结除邪之意"（《本草便读》），且其有沉重之质，故有重镇降逆之用，是以能止呕吐。

益母草止血崩

煎服法：益母草四两，白糖四两。共入锅中，炒至色黑，分为四份，每取

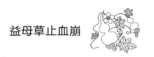

一份煎服。出血轻者，一服血崩即止，重者不过三四服。

夏妇，邻人李某之妻也。年仅五旬，鬓发斑白矣。1970 年初夏，与数人田野劳作，突觉前阴湿漉。以为天热汗出，殊未在意，继续劳作。忽一人指夏腿，惊叫："血。"众齐转视夏妪，见一腿内侧，鲜血下流，夏见出血，心亦紧张，急忙回家，方行数步，出血如注矣。众即挽扶回家，并知会李某。李闻讯驰归，见内子平卧于床，下垫旧絮，以防出血污染褥絮。李即请来乡医，为其注射止血针药，并予西药数次（用药不详），当日出血渐缓。夜半夏妇觉垫絮湿润，起床另换，来回走动，出血又作。李某乃提灯迎余往诊。见其面色苍白，精神不振，胸憋短气，四肢微凉，舌淡苔白，脉沉细无力。时已夜深，疏方上街捡药，已属近渴远水矣。为救燃眉，乃灸百会、隐白，又嘱李某速寻益母草一把，称取四两，切为小段，加白糖四两，入锅共炒，至草色变黑，出锅平分四份，取一份加水一碗，煎取半碗，与之顿服。

经艾灸、服益母白糖汤后，血出已缓。本欲辞归，李某怯弱，恐病反复，央余暂留，余诺之。两小时后，出血大减，嘱李某再取益母草一份，如法煎服。次日天明，夏妇出血已止。乃拟归脾汤加减，益气养血，促其康复。

考益母草，味辛苦，性微凉，入心包、肝经。人多用其活血祛瘀、调经消水之功，少有用为止血之药。然则《本草纲目》即有治"崩中漏下，尿血、泻血"之记载。今与白糖炒至色黑，即变为炭，其止崩治漏之力尤佳。且与"助脾气，缓肝气"之白糖相伍，则脾得资助，摄血之力益强，故崩漏可止。

附录 祝由见闻

《素问》云："古之治病，惟其移精变气，可祝由而已……毒药不能治其内，针石不能治其外，故可移精祝由而已。"《灵枢》亦云："黄帝曰：其祝而已者，其故何也？岐伯曰：先巫者，因知百病之胜，先知其病之所从生者，可祝而已也。"可见，祝由治病，为古代治病方法之一。何为祝由，王太仆解释云："祝说病由，不劳针石而已。"何为移精变气？王太仆亦有解释："移为移易，变为改变，皆使邪不伤正，精神复强而内守也。"祝由，亦称祝由科，祝由术，咒禁科，画符术等。在唐代医学十三科里，尚有祝由科。孙真人《千金翼方》里，载有"禁经"二卷，其"论曰"指出："斯之一法，体是神秘，详其辞采，不近人情，故不可推而晓也。但按法施行，功效出于意表。"可见，祝由虽"辞采不近人情"，只要"按法施行，功效出于意表"，说明疗效出人意料。

余幼年时，尚有多位老医，颇通祝由（亦有非医者通晓此术），如"化鱼骨水""消乳痈咒""止血咒""咒眼翳""咒虫疮""安癫狂""寄摆子（疟疾）"。学医之初，曾见过几本祝由治病的符图、咒语。可惜那时，初出校门，满脑科学，岂肯相信念咒画符，能治顽症？皆以迷信目之，不愿接触。嗣后行医之中，亲见多例久治不愈顽病，经祝由而获治愈。遂生探求之念，然老医们相继谢世，已无人能传此术矣。

现录祝由治愈顽疾四例，以广见闻。

陈淑辉背疽剧痛，贺老太掌击痛止

同村有贺妪者，年八旬矣，孑然一身，为生产队"五保户"。贺妪娘家李姓，夫君贺朝某，行二，邻人咸呼伊为"贺二孃"。贺二孃幼年，曾入舅氏塾馆。舅氏谓曰：既已入学，须有名号，遂按李家字辈，取名"泽秀"。然清末女子，悉无名号，伊幼年虽得芳名，而家人邻居，仍以乳名"春"呼之。

泽秀入学年余，已将《三字经》《孝经》《千家诗》《女儿经》等书，熟记心中，伊虽对诗书兴趣盎然，然母氏认为，养女早晚嫁人，何需耗费时日。年未十龄，便离塾馆，跟随乃母，习练缝纫刺绣、操持家务，仍不时从舅氏处借书阅读。年方二九，便有于归之喜。至此，世人又以贺李氏呼之，晚辈则称"贺二孃"。新中国成立后，邻之晚辈，悉尊呼"贺老太婆"，竟不知其本来姓名。然贺老太命运舛剥，嫁个夫婿，忠厚老实，相亲相爱，惜未能长相厮守，贺某过早而逝，且无子嗣。老太自是，踽踽独行，孤独生活，然其幼读圣训，信守女子当"从一而终"，遂不再醮，至死孀居。

因其识文断字，喜读古代小说、故事书籍，又精女红，新中国成立前，为大户常客，或伴读童男童女，或帮工缝纫刺绣。且其便言令才，古今故事，张口即来。东家女眷，每日相随，奉为上宾。周邻富户商贾，争相延聘。二孃孀居，遂不寂焉。新中国成立后，时常帮工邻家，裁剪缝纫，刺绣嫁妆，亦不觉孤单寂寞。

20 世纪 70 年代中期，二孃年近八旬，身体渐衰，老眼昏花，行动迟缓，无力缝纫刺绣。不知起于何时，二孃又为周邻群众，捏骨推筋，治病疗伤，而成"医生"矣。且其"推筋"，不索费用，细致耐心，言语温和，因而求治日多。其有治愈者，见老太偌大年纪，义务诊治，总觉过意不去，或送糖果一包，或送鲜菜一把，也有近邻，逢年过节，请至家中，招待一餐，方觉心安。

余闻其术，乃亲往觇之，询知，则谓"推筋按摩，以治其病"。见其端坐桌前，而对来诊者，悉捏十指，或捏十趾耳。余疑窦顿生，勿论何病，千篇一律，咸以指趾捏之，何能治愈百病？乃候人散，私扣其术。则曰："吾幼时，尝从表亲周某者，学得治病咒语。每治一病，必"观师默像"（回忆师傅传授时之像），心中默念禁文咒语，以此愈病耳。今对汝言，幸勿外泄。"少停又谓："此术可幼儿学，老而行。年轻操此术，折寿损子。吾早年曾用此术，所生两子皆夭，夫君亦早殒。"之后，余又数次亲临现场，每见求治众多，候于院坝者，颇若闹市。遂询经治者数人，或言效佳，或言无效。余遂决定，荐一余治未愈病人，亲试其术。

　　时永清寨下，有陈妇淑辉者，正患顽疮难愈，不妨荐往一试。陈妇淑辉，年五十有奇，丈夫早逝，独子周安民，年十余岁。1974 年 5 月初，陈妇上背右侧，肿硬如石，疼痛不休，更医再四，迄未得效。时经两旬，方招余诊。随至其室，见妇侧卧于床，形销骨立，面黄唇焦，呻吟不绝，其子扶伊起坐，掀衣露背，微挪身躯，痛剧号呼。见其背右，肿凸盈寸，上下长逾半尺，宽可容掌，皮色不变，扪之微热，按之顽硬，疼痛加剧。舌淡苔黄，脉象沉细微数。询得纳谷不馨，尿黄便结。据其痛剧，苔黄，大便干结，遂按痈症疏方，拟仙方活命饮加减。次日清晨，其子安民，再次来招，谓煎服数次，疼痛如故。又随往诊，据其皮色不变，肿而顽硬，脉象沉细，又按阴疽疏方，用阳和汤加味。第三日，安民复至，仍谓药后无效云。我亦实无良方，乃对周安民曰："令慈患病近月，连经五医，悉无疗效，不如抬至贺老太婆处，请其一试。"安民闻说，面有难色。叹曰："家中仅我母子，吾体瘦力弱，又无兄长帮衬，母病多日，经济拮据，求人亦难。"余曰："可求邻里帮助，日后慢慢还情。"彼乃离去。

　　数日后，余出诊周家邻人，安民见而邀坐，喜告余曰："家母背疮，肿消痛止矣。"陈妇房内听得余至，亦从里屋步出，悦色相告："感谢唐医生引路，不尔，吾仍痛卧病床。"余曰："何需谢我，当谢贺老太婆。"母子遂将治疗经过，详细叙之。

当日上午，周安民请得邻人，将家中凉椅，绑为肩舆，抬母而去。到得彼处，院坝阶沿，已十余人坐等老太"推筋"矣。老太所居院落，穿斗瓦房，正房五间，两侧厢房，各有两间，房前院坝，镶嵌石板，老太住居左侧厢房，前壁开有推窗，正对院坝。每日老太，坐在窗后桌旁，为人"推筋"。这日上午，忽闻群犬狂吠（昔日农村，多养犬防盗，每见生人而至，则狂吠不止），抬头望见窗外，又有病人抬到，肩舆停放院坝中央，病人呻吟不绝，知系重病，遂放下所治病人，走出房门，先治此人，以减其痛，再回屋里，续治其人。讵料，走近详端，乃是昔日故旧，已然枯瘦如柴，气息奄奄。老太开口便问："二先生娘子，怎病得如此严重？"原来陈淑辉夫君周恒平，兄弟行二，早年就读重庆大学，毕业后在某中学任教，世人遂称恒平"周二先生"，而呼陈淑辉为"二先生娘子"。

新中国成立前，周家略有田产，又兼恒平外面教书，家中较为殷实。周家嫁女（淑辉小姑出嫁），贺老太曾在周家刺绣嫁妆，一住月余，因与淑辉颇为熟识。今日相见，自然亲切，寒暄之后，便叫抬夫，扶起淑辉。淑辉侧卧凉椅，一路未敢移动，今挪身躯，牵动背部，遂弯腰哀号，泪水直流。老太伸手，掀开陈妇上衣，露出背部，在其肿处，比比画画，猛然一掌，直击肿处，患者受击一惊，腰背陡然伸直，便觉疼痛顿失。老太嘱其试扭身躯，仅有微痛，乃破涕为笑矣。老太手牵淑辉，进屋歇息，之后，又为其捏指"推筋"。离别时，老太还赠白糖一包，吩咐回家闭门，静养七日便愈。

余听母子讲述，颇觉神奇。次日专去老太家中，老太所述，如出一辙。

冉姓孩高热身痛，贺老太捏脊病除

1975年3月下旬，邻人冉敬福六岁幼子，突患急病，起则头身疼痛，继而发热恶寒，进食呕吐。两医前治，病未稍减，又招余诊，仍无效果。续经

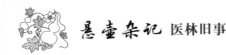

赛龙公社卫生院、罗渡区医院，中西并治，恶寒渐罢，呕吐亦止，而发热不减，疼痛依旧。医院建议：转入上级医院治疗。遂又入广安县医院住院治疗，每经输液，热退身凉，疼痛缓解，停药半日，旧病相还。孩病迄今，已历月余。时农村经济困难，冉家医治儿病，多靠借贷，东拉西扯，债逾三百余元，再借已难，且觉病孩治愈无期，遂出院回家，听天由命。

广安距赛龙，六十余里，夫妻二人，轮番背孩，至晚方归。闻孩回家，祖父冉诚之、祖母贺氏、叔父叔母，齐来关心。众见病孩骨瘦嶙峋，精神萎靡，低声呻吟，无不唉声叹气，然皆一筹莫展，惟闻儿母暗自抽泣。忽病孩祖父，猛击额头，谓敬福曰："唉！怪我大意，忘记你外婆了。孩病日久，多方医治，均无疗效，不如背去求汝外婆设法了。"原来冉诚之娶妻贺氏，为贺老太家远房侄女。老太"推筋"治病，家人悉知。众闻其言，梦然醒悟，齐声赞同。时已深夜，遂待天明。

家中孩病严重，家长何能高枕。天刚黎明，敬福便起身煮饭，早饭后便欲前往，然虑自己年轻，平时与老太走动甚少，恐见拒于老太。遂将心中顾虑，告知乃父。冉诚之闻言，亦觉有理，遂亲自领路，敬福背孩，孩母随后，直去老太家中。

冉家与老太相去不远，稍间即到。冉诚之见了老太，忙致问询。老太答礼，邀至家中，诚之即向老太说明原委及孩病医治经过，恳求老太悯为治疗。老太闻言，乃让敬福放下病孩，斜抱怀中，审视良久，并从头至足，抚摸轻按。随后安一矮凳，令敬福坐于凳上，腿屈略开，嘱将病儿衣扣解开，掀衣露背，匍匐敬福腿上。老太躬身弯腰，双手自尻至项，滚动捏脊，并或提或按。初时，小孩呼痛，老太即拿出糖果，孩含糖果，遂不呻吟。老太如此反复滚动捏脊数遍，令敬福扶儿站立，问儿："身还痛否？"曰："身不痛矣。"乃令回家，避风静养。回家之后，未再服药，身热亦退。

越日，路遇冉翁诚之，翁专为余陈述老太治疗过程。余神其术。次日，又诣老太家中，详询冉孩之病治疗经过。老太所述，亦大同小异。

冉孩背回家中，饮食调养，月余而康。

余对老太如此简单治愈顽病，多有疑虑，观其治病经过，大多仅捏患者十指，或捏十趾，并不时询问受治者感觉："肩部是否气窜作胀？""是否有气窜到头上？""气到胁下，知否？"俟其闲暇，细叩其法，则告之曰："头上疾病，先捏中指；胸中疾病，先捏大指；面目疾病，先捏食指；肩背疾病，先捏小指；两胁疾病，先捏无名指。"稍停又曰："此为腰以上治病之法，腰以下则捏足之十趾矣。"但她并未细说，何部位先捏何趾。余按所传，亲试数例患者，问其感受，均谓："除所捏指、趾有感觉外，他处并无感觉。"根本不能治愈其病。后又令家人捏吾手指、足趾，体会感觉，亦与吾捏他人感觉一样，身体毫无气窜之感。

实则众人皆知，老太捏指推筋，是个幌子，暗中必默念符咒，惟其秘术不欲宣耳。

邹以湘目疾欲瞽，杜姓妪指点迷津

1993 年，暑假回乡，表叔邹以湘，向余谈其眼病获愈经过。表叔长我三岁，住赛龙镇天神堂村。当年初夏，偶患眼病，右目赤肿，眼眵粘睫，疼痛羞光。初求村医，肿痛不减。再至赛龙求医，改服中药，治逾半月，仍无效验。又去罗渡医院治疗，服药输液，兼滴眼药，连续多日，疼痛依旧。迁延不愈，已过月余，眼睑仍肿，眼眵粘睫，白睛红赤，翳遮黑睛，视物模糊，惟见光亮，自忖：此眼必瞎。

表叔有妹丈蒋启厚者，住大佛乡玉皇庙村。一日，闻表叔眼病，久治不愈，专来看望。见表叔右眼红肿，便问病情。表叔以实相告。蒋闻言叹曰："兄之眼病，与吾村某某病情相似，其治疗三月，百药不效，痛苦异常，邻人皆谓必瞎。后经邻村杜姓妇'指点'方才获愈，兄不必再枉费钱财，即随我去恳求杜妇，便可获愈。"稍后又曰："每日来求杜某者甚多，尚需预约。今我来时，便已为兄约定明日矣。"表叔闻罢谓曰："玉皇庙杜某，我亦有闻，或谓伊之治病，点上香蜡，还念咒语。"蒋曰："吾今但求病愈，何管其燃香点烛念咒哉。"

次日一早，表叔带上昨日置办之物：香三支，蜡烛一对，纸钱一帖。俱由妹丈提着，趁着清晨凉爽，径直去了杜妪家中。比及杜妪家门，已有数人坐等"治病"矣。等约时许，轮至表叔。表叔起身，坐伊身前，将带去的纸钱、香烛，并交杜妪，杜妪燃香点烛，抖散纸钱，慢慢焚化，闭目"叽叽咕咕"后，握住表叔之手，详端片刻，便问表叔："某月某日，汝可挖过路边坟旁一块石头？"表叔追忆良久，猛然记起。乃言于杜妪："确有其事。"

盖表叔家居农村，除种水稻，犹种玉米。农历四月，玉米拔节，急需肥料，表叔便从家中，挑粪施肥。途中经一古墓，墓侧边沿，露出一石。凸向道旁，表叔只管行路，不意粪桶碰于凸石，粪桶晃动，粪水飞溅，表叔裤腿，粪水湿透。遂释担回家，换洗裤条，顺便取来锄头，将凸石挖出，弃之路下水坑。

表叔叙后，杜妪便嘱表叔曰："汝回家之后，寻回原石，将其复原，并给坟茔点上香烛，化烧纸钱，汝之眼病，便可渐愈。"

表叔回家，即按杜妪吩咐，将坟墓基石，从水坑捞出，复其原位，并给墓主燃香点烛，烧化纸钱。当晚眼痛便缓，停药静养，未足十日，眼病痊愈。

严姓妇乳痈溃烂，许姓妪水洗获愈

严妇，年三十余，邻村人也。1980年冬，左乳生痈，红肿疼痛。前医屡治罔效，继而溃烂脓出。又治半月，溃口不敛，疼痛不休。腊月之初，来求余诊。

见溃可容拳，周边紫红，脓水淋漓，痛苦万状。余告之曰："近有要事，须去渝州，往返少则数日，多则半月，不如仍请前医治疗。"伊乃再求前医。严妇翁姑，见儿媳乳痈，久治无效，且年关将近，心中着急，遂传书县城工作之子，嘱其即刻回家，接媳进城医治。邻人皆知妇病，咸谓非二三月不能愈。熟料时未及月，伊竟康复回家。邻人惊叹：县城医院，治病神速。伊乃实告："吾之乳疮，系一老妪所愈，非医院所愈也。"

春节之后，途遇严妇，余遂询之，伊遂将治疗经过一一告知。

初至县城，伊夫带入医院，医治两日，毫无起色。第三日，伊夫陪往医院换药，途遇一友，寒暄后得知伊病。友闻而即告伊夫："南外街有一许姓老妪，善治乳疮。尝荐二例乳溃日久者，经治皆愈。"言罢带路前往。时县城尚小，旋至许妪住所。许令解衣，以手抚之，曰："可愈。"顾谓其夫曰："速去买来钱纸一叠，檀香三支。"伊夫闻言即出，须臾买来钱纸。许妪便用清水洗净双手，取出小盆，反复洗涤，控水擦干，再将水瓶开水，倒入盆中，便焚香烧纸。之后，许妪左手端盆，右手食、中二指并伸，指盆比画，口中默念咒语，咒毕，取医用脱脂棉一片，饱蘸盆中之水，在严妇疮口反复洗涤，务使脓液去净，末以清洁纱布包扎。当晚严妇疼痛大减，已能安然入睡。自此，日去一次，三天后，脓液减少，疮口收缩。许妪便嘱严妇：可自行在家如法洗涤。并谓：洗涤前当默忆许妪相貌，方显其效。严妇遵嘱，日取开水候温，医用棉蘸洗疮口脓血，然后纱布包扎，自始至终，未用药物。溃口逐日缩小，未及春节，竟获痊愈。严夫妇感激万分，乃购糖食果品，酬谢许妪。

初闻其言，颇难置信，然渠乳痈确已痊愈，所费时日，不及半月。其后又询其夫，所言亦然。

祝由治病，古代笔记小说中，亦有记载。如《老学庵笔记》载有灸砖、

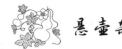

灸屋柱治病之事。摘录如下。

祖母楚国夫人，大观庚寅（大观，为北宋徽宗年号，庚寅年即1110年）在京师，病累月，医药莫效，虽名医石藏用辈，皆谓难治。一日有老道人，状貌甚古，铜冠绯氅，一丫髻童子，操长柄白扇从后，过门自言："疾无轻重，一灸即愈。"延入，问其术，道人探囊，出少艾，取一砖灸之，祖母方卧，忽觉腹间痛甚如火灼。道人径去。

毛君妻病，道人为灸屋柱十余壮，脱然愈。

《老学庵笔记》为宋代诗人陆游所撰。两则病例，出其笔记，且记其祖母及毛君妻病之治疗经过，真人病例，岂能怀疑，可见"祝由"治病，在宋代尚较流行。在第一例中，陆游说："虽名医如石藏用辈，皆谓难治。"石藏用确有其人，是宋代名医，而且精于针灸，则事实更可徵信矣。

民国以来，科学昌明，言祝由者，皆以迷信嗤之，延至今日，已少传人矣。

补记：

据2004年10月15日《农村医药报》第3版载："北京仁德州中医药科学院研究院"，招收"祝由科诊治疑病高级研修班"学员之广告，云：仅需七日，便可学会符章；由祝由医家周世明亲自解释；并引《轩辕碑记医学祝由十三科》曰："太古先贤治病传医家十三科，内有祝由科，轩辕氏秘制符章，以治男女大小诸般疾病，凡医药针灸所不及者，以此佐治，无不立效。医术流传，世多习见，惟其科罕见罕闻，不知者或目为妖妄之说，异端之教，岂知上古圣人之一脉遗流也哉！"于此乃知，祝由一科，民间仍有传人。

余意：祝由或可愈病，然非凡病皆可愈也。其未愈者，仍需求医，故为医者，还须"勤求古训"，融会新知，提高医术，方能愈祝由不愈之病。